이제마 따라잡기

한울출판사

서 문

얼마 전부터 '코드'란 말이 유행처럼 퍼지고 있다. 정치적으로는 '코드인사'란 말도 나왔고, '저 사람은 나랑 코드가 맞다.'는 말을 하게 되었다. 오래전에도 비슷한 말이 있었는데, 음식이 맛이 있거나 어울리는 누군가를 만났을 때, '체질적으로 나와 맞다.'라고 한다. 그럼, '체질'은 과연 무엇이고 정해져 있는 것일까?

이런 궁금증을 가지고 동양의학을 공부하던 중 이제마님이 쓴 『사상의학』이란 책을 필자가 1998년에 한국에서 보고 '바로 이것이다!'라고 생각했다.

그것을 도표와 순환구조식 설명으로 사상의학에 2가지를 덧붙여서 '6상체질'을 제안한다. 이미 사상의학 외에도 권도원 박사님의 '8체질'과 백승헌님의 '28체질' 등이 있는데 '6상체질'을 제시하는 이유는 역학적으로 볼 때 6이라는 숫자는 균형을 이루는 숫자이며, 순환식 구조라는 특성이 새로운 시각에서 볼 수 있다는 장점이 있기 때문이다.

1	2	3	4		16	2	3	13
5	6	7	8	→	9	7	6	12
9	10	11	12		5	11	10	8
13	14	15	16		4	14	15	1

<table>
<tr><td>16</td><td>2</td><td>3</td><td>13</td><td></td><td rowspan="4">좌에서 오른쪽으로 바뀌려면
모두 6번을 움직여야 한다.
대각선 2번, 위아래 2번,
좌우 2번
총 6번</td></tr>
<tr><td>9</td><td>7</td><td>6</td><td>12</td><td>→</td></tr>
<tr><td>5</td><td>11</td><td>10</td><td>8</td><td></td></tr>
<tr><td>4</td><td>14</td><td>15</td><td>1</td><td></td></tr>
</table>

6상체질은 4칸 마방진을 보다가 6번의 변화가 일어나는 것을 알게 되었는데, 이 마방진을 보면서, 체질도 6개로 구성하였다. 주역의 '역'자는 한자로 '바꿀 역'과 동시에 '쉬울 이'라는 뜻이 있다. 생각을 바꿔서 보면 쉬워진다는 의미가 된다. 체질은 임신이나 환경적 요소에 따라서 변화하며, 필자의 생각에 동무선생님 시대에는 태양인이 전체 인구의 5%에 불과했으나, 현대에는 15%에서 20%에 육박한다.

태양인 체질은 회를, 태음인은 고기를 좋아한다고 했다. 예로부터 바다는 양적 기운이 강하며 육지는 음의 기운이 강하다고 한다. 양이 강한 태양인은 회를 먹으면서 양의 기운을 흡수하고, 음이 강한 태음인은 고기를 통해서 음의 기운을 흡수한다. 소양인과 소음인은 고기와 회 모두 가리지 않지만, 몸이 약할 때는 소양인은 회를, 소음인은 고기를 선호한다.

필자가 처음 제시한 양명인은 심장이 강하고 폐가 약하니 음적인 고기를 약간 더 선호하며, 궐음인은 폐가 강하고 심장이 약하니 양명인과 반대로 양적인 회를 조금 더 좋아한다. 동양의학을 공부하는 도반이나, 다양하게 공부를 하고 있는 일반인들을 위해서 6상체질과 순환

구조를 제시한다.

책의 구성은 체질을 판명하는 방법과 기존의 사상체질을 사주와 운기를 조합해서 새롭게 순환구조식 그림으로 설명하고, 그것을 위해 5운 6기의 간단한 설명을 덧붙였으며, 고서와 《의명학》 등을 참조하여 60갑자의 일주별 병약론을 서술하였고, 침법과 8체질 , 실용 처방문 등을 부록으로 첨부하였다.

쉽지 않은 내용으로 중간중간에 머리를 식히기 위하여 [쉼터]를 넣었는데, 그 내용은 전설이나 야사, 설화등을 비유와 이야기 형식으로 나열하였으니 재미로 보아 주시기 바란다.

개인적으로 수술, 주사와 링겔이라는 막강한 무기를 가진 서양의학과 동양의학이 함께 공존해서 발전해 나가기를 소망한다.

2012년 진풍 著

CONTENTS

CONTENTS

제 1 장

체질 판명법

1 간단히 체질을 알아보는 방법

타고난 체질은 분명히 존재한다. 그러나 타고난 지역이나 부모님, 배우자, 자식 등의 환경적 요소에 따라서 체질이 변할 수도 있다. 여자의 경우엔 임신이나 출산으로 바뀔 수 있다. 위와 같이 변할 가능성은 존재하지만, 기본적인 체질은 타고난다.

(1) 목소리로 체질 알아보기

굵은 목소리나 저음의 목소리는 음인(태음인, 소음인, 궐음인)이며, 가늘고 하이톤의 목소리는 양인(태양인, 소양인, 양명인)이다.

(2) 좋아하는 음식으로 체질 구별하기

회를 고기보다 더 좋아하면 태양인이며, 고기를 회보다 좋아하면 태음인이고, 가리지 않고 다 잘 먹으면 소양인이며, 편식을 한다면 소음인, 소양인 중에서 유별나게 물을 많이 자주 마시면 양명인이며, 소음인 중에서 위장에 문제가 많으면 궐음인이다.

(3) 좋아하는 색깔이나 입고 있는 옷으로 판단하기

빨강이나 파랑 같은 원색을 선호하면 양인이며, 하얀색이나 검정색 등의 무채색을 선호하면 음인이다. 나이에 따라서 환갑 이후에는 반대일 수 있다. 대체로 소양인은 베이지색, 태음인은 흰색, 태양인은 붉은색, 소음인은 파랑색, 양명인은 초록색, 궐음인은 검정색을 선호한다. 일반적으로 위와 같으나, 몸이 약할 때에는 양인은 노랑색 계통, 음인은 파란색 계통을 꺼려한다.

(4) 맥으로 체질 알아보기

만약 맥을 짚을 줄 안다면, 왼손의 맥이 오른손의 것보다 강하면 양인(태양, 소양, 양명)이며, 오른손의 맥이 왼손보다 강하면 음인(태음, 소음, 궐음)이다.

구체적인 구별은 6가지 체질을 참조해 주시기 바란다.

(5) 사상체질로 판단하기

아래의 4체질은 동무 이제마 선생이 창안하신 것으로 가장 보편적으로 쓰이고 있다. 상세히 읽어보고 가장 가까운 것을 선택한다.

현대인은 보통 한 가지 체질로만 이루어진 사람은 드물고 2가지 혹은 3가지의 특성이 고루 나타나기도 한다.

우리나라의 경우 소양인이 가장 많고, 태음인 소음인 태양인 순으로 분포되어 있다.

동무 선생이 생존하셨던 시대에 비해 태양인이 많아졌다.

① **소양인** – 우리나라 인구의 약 35%

㉠ **체형** : 상체발육 양호, 가슴 넓고 엉덩이 좁다.

㉡ **성격** : 총명하나 잘난체 하기를 좋아하고 사무적이다.

㉢ **음식 특성** : 음식을 가리지 않는다.

㉣ **여자** : 애교가 적다.

㉤ **음식 선호도** : 엿이나 꿀, 배를 피하는 것이 좋다.

② **태음인** – 30%

㉠ **체형** : 목덜미 가늘고 허리가 굵다.

㉡ **성격** : 욕심 많으나 좋아하는 사람에게는 너그럽다.

㉢ **음식 특성** : 고기를 좋아한다.

㉣ **여자** : 약간 통통하며 미인이 적다.

㉤ **음식 선호도** : 개고기와 돼지 껍데기, 커피 등을 피하는 것이 좋다.

③ **소음인** – 20%

㉠ **체형** : 가슴 좁고 엉덩이가 넓다.

㉡ **성격** : 소심하며 섬세하고 우유부단한 경향이 있다.

㉢ 음식 특성 : 상대적으로 위장과 소화능력이 좀 약하다.

㉣ **여자** : 미인이 많다.

㉤ **음식 선호도** : 우유 등 소화가 잘안되는 음식, 맥주나 오이등의 찬음식을 피하는게 좋다.

④ **태양인** – 15%

㉠ **체형** : 목덜미 굵고 얼굴은 약간 사각지다.

㉡ **성격** : 지도력 강하고, 나서길 좋아하며 급한 성격.

㉢ **음식 특성** : 회를 좋아한다.

㉣ **여자** : 생리통이 심하고 산후조리가 어렵다.

㉤ **음식 선호도** : 무우나 삼계탕, 인삼을 피하는 것이 좋다.

보충설명

이제마님은 조선말기의 한의학자로 1838년에 태어나 1900년에 돌아가셨고 자는 무평, 호는 동무이다. 사람의 체질과 성정에 따라서 치료를 달리해야 한다는 사상의학을 제창하였다. 저서로 『동의수세보원』과 『격치고』가 있다.

2 사주와 운기로 체질 판단하기

사주 오행	지지	운기 오행
수	해	목
	자	화
토	축	토
목	인	화
	묘	금
토	진	수
화	사	목
	오	화
토	미	토
금	신	화
	유	금
토	술	수

사주 오행	천간	운기 오행
목	갑	토
	을	금
화	병	수
	정	목
토	무	화
	기	토
금	경	금
	신	수
수	임	목
	계	화

위의 도표를 참고로 사주와 운기를 조합해서 흐름을 아래 6개의 그림과 대조해 본다.

사주가 운기를 만드는 것이 시계방향으로 순환하면 음인, 반대방향으로 순환하면 양인이 된다. 양명과 궐음체질은 성질이 극에 달해서 반대의 경향을 나타낸다.

체질의 분포로 보아 많은 순서로 배열한 것이다.

사주와 운기가 줄어들거나 변화가 없는 경우엔 맥으로 체질을 알 수 있다. 모든 순환구조는 하도와 낙서안에서 흐름을 파악한다.

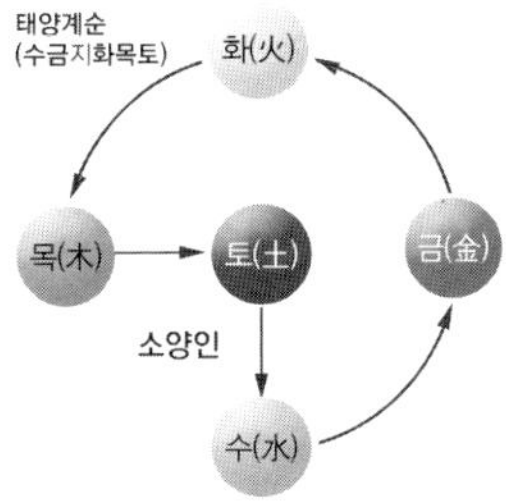

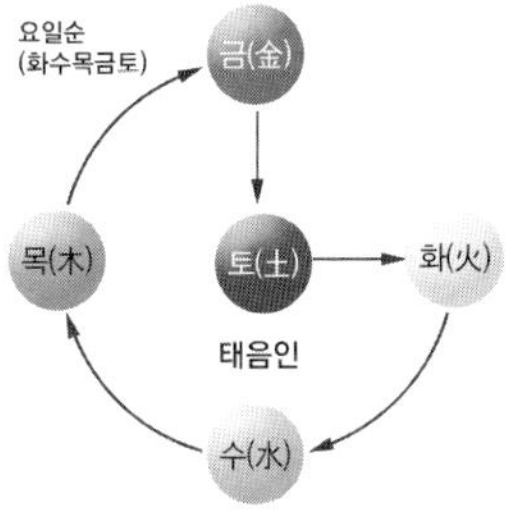

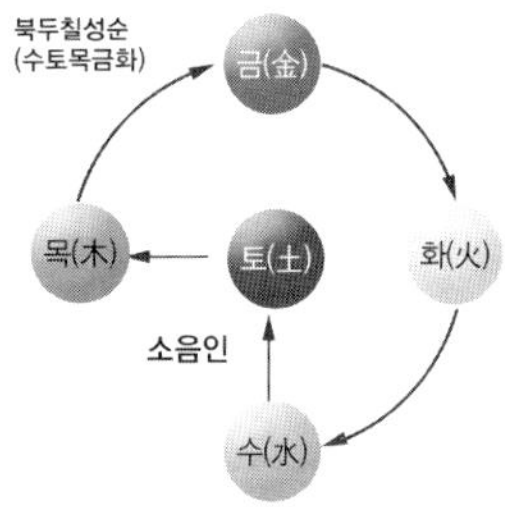

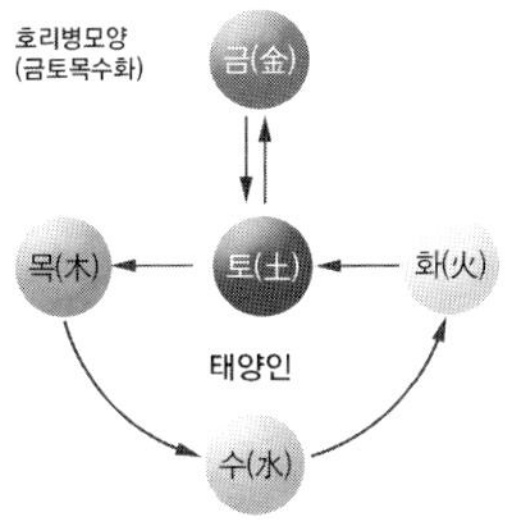

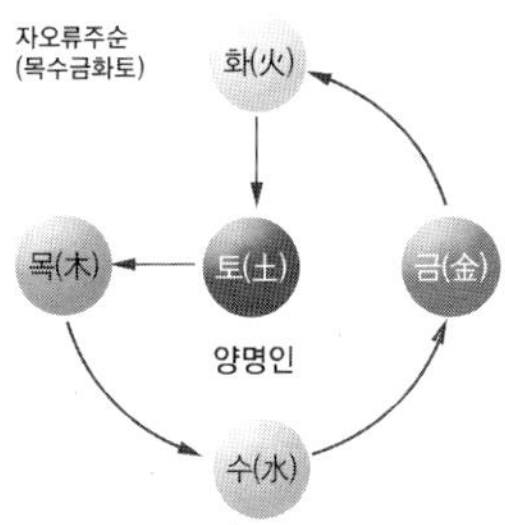

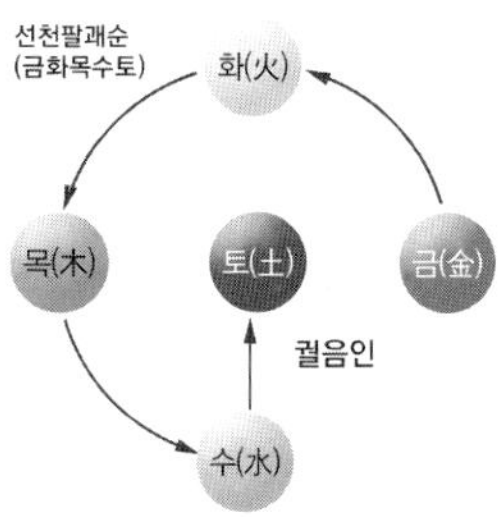

예를 들어, 사주가 계묘년 을묘월 계사일 정사시라면,

	시	일	월	년
오행	화	수	목	수
	丁	癸	乙	癸
운기	목	화	금	화
오행	화	화	목	목
	巳	巳	卯	卯
운기	목	목	금	금

	木	火	土	金	水
사주	3	3			2
운기	3	2		3	

- 사주로 목 3, 화 3, 수 2로 되어 있는데, 운기로는 목 3, 화 2, 금 3이 된다. 화와 수는 줄어들고 금이 늘고 있는 모습으로, 화와 수가 금을 생하고 있다고 말한다. 이것을 가지고 앞 페이지에 있는 그림과 같은 모양을 가진 것을 선택한다.
- 이 사주는 ②번 태음인 그림에 가깝다.
- 만드는 사주의 기운의 오행은 반드시 인접해서 연결되어 있어야 한다. 소양인의 경우에 水, 金이나 火, 木이 함께 줄어 들어야 성립하고, 水, 木이나 金, 土가 줄어들면 소양인이 아니다.

예를 몇가지 더 들어보자.

	시	일	월	년
오행	화	금	화	토
	丁	庚	丙	己
운기	목	금	수	토
오행	수	화	목	토
	亥	午	寅	丑
운기	목	화	화	토

	木	火	土	金	水
사주	1	3	2	1	1
운기	2	2	2	1	1

사주로 목1, 화 3, 토 2, 금 1, 수 1로 되어 있는데, 운기로는 목 2, 화 2, 토 2, 금 1, 수 1이 되니, 화가 줄어들어서 목이 되는 소양인이다.

	시	일	월	년
오행	토	수	수	금
	己	壬	壬	庚
운기	토	목	목	금
오행	금	수	화	금
	酉	子	午	申
운기	금	화	화	화

	木	火	土	金	水
사주		1	1	3	3
운기	2	3	1	2	

사주로 화 1, 토 1, 금 3, 수 3으로 되어 있는데, 운기로는 목 2, 화 3, 토 1, 금 2이니 금수가 목화를 만드는 소양인이다.

이 방법은 사주와 육기를 적용하는 것이므로 앞의 도표를 외우거나 옆에 두고 적용해야 한다.

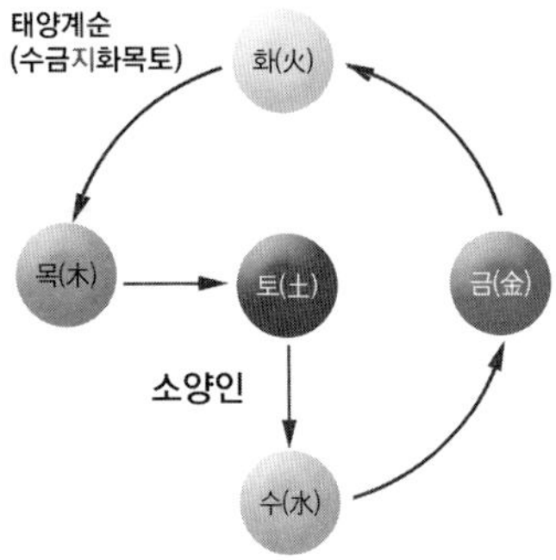

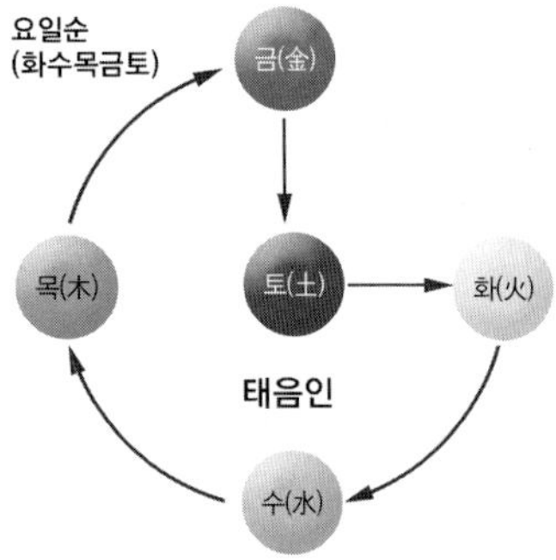

첫 번째 쉼터 – '49일과 화씨벽'

■ TV 드라마로 인기가 있던 '49일'

줄거리는 아직 때가 안 된 사람이 저승사자의 실수로 연옥에 갔는데, 49일간 3방울의 눈물을 얻으면 다시 생을 이어간다는 내용으로, 불가에서는 49제를 지내기도 한다.

주역으로 보면 ~

64괘 중에 49번은 "택화혁"으로 개혁을 말하는데, 택과 화는 모두 음괘이고 여성적인 의미이며, 음이 극에 달하면 양이 발동하기 시작한다. 49일을 지나면 영혼이 새로운 공간으로 넘어 간다고 한다. 이생에서의 일은 잊고 말이다.

7 × 7 = 49

7은 북두성군이며 28수 변화의 상징이기도 하다. 49일 -- 4와 9를 더하면 13이 된다. 4 + 9 = 13 주역에서 13은 "천화동인" 함께 어울려서 잘 사는 것이다.

이번엔 곱해 보자.

4 × 9 = 36 주역에서 36번은 "지화명이" 이다. 흔히 망자들이 떠나는 여행의 문은 밝은 빛으로 되어 있다고 한다. '다음 생엔 잘 살아보자 ~' 이런 의미가 아닐런지 생각해 보자.

드라마 중간에 송이경(이요원)이 귀신(남규리)을 피해 부산행 기차를 탄다.

그 때 기차표가 '4'호차 "35"번이었다. 주역괘로 4는 "산수몽"이요, 35는 "화지진"이다. 드라마에서 귀신이 몸을 빌려주는 송이경이 부산으로 떠나버리면, 모든 일을 망치는 위급한 상황이었다가, 결국 송이경이 다시 서울로 돌아와서 귀신이 원하는 방향으로 흘러가게 된다. 숫자를 모두 더해 보면,

4 + 3 + 5 = 12

12번 괘는 "천지비"로 막혀 있는 상황이다. 드라마에서 이제 10여일 남았는데, 눈물은 겨우 1방울. 어려운 상황이다.

이번엔 다 곱해보자.

4 × 3 × 5 = 60

60번 괘는 "수택절"로 절제하는 상황인데, 귀신은 답답한 상황이지만 몸주인(송이경)의 선택을 절제하며 기다리는 것이다. 이제 괘를 진행시켜 보겠다. 4번 "산수몽" 뒤에 오는 5번은 "수천수"로 반드시 필요하다는 의미이다. 드라마에서 귀신은 송이경이 반드시 필요하다. 35번 "화지진" 다음에 오는 36번은 "지화명이"로 희망이다. 드라마에서 미래는 희망적이라는 암시가 된다.

12번 "천지비" 뒤에 오는 13번은 "천화동인"으로 한마음으로 된다는 것이다. 드라마에서 송이경이 귀신을 불쌍히 여겨서 몸을 마음대로 쓰게 해준다. 60번 "수택절"에 이어서 61번은 "풍택중부"로 붕뜨게 된다.

미래는 어찌될지 모르나, 몸주인 송이경과 귀신(남규리)이 한마음으로 살 수 있다는 희망을 품게 된다.

· 주역과 드라마를 연결해 보았다.

1. 중천건 重天乾	2. 중지곤 重地坤	3. 수뢰둔 水雷屯	4. 산수몽 山水蒙	5. 수천수 水天需
6. 천수송 天水訟	7. 지수사 地水師	8. 수지비 水地比	9. 풍천소축 風天小畜	10. 천택리 天澤履
11. 지천태 地天泰	12. 천지비 天地否	13. 천화동인 天火同人	14. 화천대유 火天大有	15. 지산겸 地山謙
16. 뇌지예 雷地豫	17. 택뢰수 澤雷隨	18. 산풍고 山風蠱	19. 지택림 地澤臨	20. 풍지관 風地觀
21. 화뢰서합 火雷噬嗑	22. 산화비 山火賁	23. 산지박 山地剝	24. 지뢰복 地雷復	25. 천뢰무망 天雷无妄
26. 산천대축 山天大畜	27. 산뢰이 山雷頤	28. 택풍대과 澤風大過	29. 중수감 重水坎	30. 중화리 重火離
31. 택산함 澤山咸	32. 뇌풍항 雷風恒	33. 천산돈 天山遯	34. 뇌천대장 雷天大壯	35. 화지진 火地晉
36. 지화명이 地火明夷	37. 풍화가인 風火家人	38. 화택규 火澤睽	39. 수산건 水山蹇	40. 뇌수해 雷水解
41. 산택손 山澤損	42. 풍뢰익 風雷益	43. 택천쾌 澤天夬	44. 천풍구 天風姤	45. 택지취 澤地萃
46. 지풍승 地風升	47. 택수곤 澤水困	48. 수풍정 水風井	49. 택화혁 澤火革	50. 화풍정 火風鼎
51. 중뢰진 重雷震	52. 중산간 重山艮	53. 풍산점 風山漸	54. 뇌택귀매 雷澤歸妹	55. 뇌화풍 雷火豊
56. 화산려 火山旅	57. 중풍손 重風巽	58. 중택태 重澤兌	59. 풍수환 風水渙	60. 수택절 水澤節
61. 풍택중부 風澤中孚	62. 뇌산소과 雷山小過	63. 수화기제 水火旣濟	64. 화수미제 火水未濟	

■ **화씨벽(和氏璧)**

중국 초나라때 변화(卞和)라는 사람이 초산(楚山)에서 밭을 갈다가 조각하지 않은 옥돌을 얻게 됐다. 그는 왕(楚勵王)에게 그 옥돌을 바쳤는데, 왕은 옥돌을 가공하는 장인에게 그것을 감별하게 했다. 장인이 "일반 돌에 지나치지 않다."라고 말하였고, 변화가 본인을 속였다고 여긴 왕은 왼발 뒤꿈치를 잘라버렸다.
얼마후에 왕이 숨진 뒤 무왕(武王)이 다음 왕으로 추대되었다.
또 그 옥돌을 무왕에게 바쳤고, 왕은 다시 감별하라고 했다. 그는 지난번과 똑같은 말을 했으며, 무왕도 변화를 사기꾼으로 여겨서 그의 오른발 뒤꿈치를 마저 잘라버렸다.
오랜 시간이 흘러서 문왕(文王)이 왕위를 계승했다. 그러자 변화는 그 옥돌을 품에 안고 왕궁 근처로 가서 3일동안 통곡했다.
그 소식을 접한 문왕은 신하를 파견해 변화에게 묻도록 했다.
"천하에 양쪽 발을 잘린 형벌을 받은 이가 많고도 많은데, 너는 어찌해서 그렇게 통곡을 하느냐?"
변화는 " 잘린 저의 발 때문에 괴로워하는 것이 아니라 보석을 돌이라 하고, 충성을 다하는 호인(好人)을 사기꾼이라고 하니, 괴로운 것이다."라고 답했다.
해서 문왕은 다른사람에게 감정하도록 했는데, 과연 세상에 보기드문 보석임을 보게 됐다.
하여 이를 "화씨지벽"-"和氏之璧"이라고 이름지었다.
나중에 진시황은 승상 이사를 시켜 황제를 상징하는 옥새로 화씨벽(초나라 화씨가 봉황새가 깃든 돌에서 캐낸 옥)에 수명어천기수영창(受命於天其壽永昌 : 하늘에서 명을 받았으니 그 수명이 영원히 번창하라는 뜻)'이라는 글을 새겼다.

옥새는 진시황의 시대에도 잃어버렸다가 다시 찾는 우여곡절을 겪는다. 기원전 219년 진시황이 용주를 다고 동정호를 지날 때, 갑자기 풍랑이 일어 용주가 기울어졌다.

진시황은 급히 전국옥새를 호수에 던지며 하늘에 풍랑을 잠재울 것을 기원하였다.

이로 인하여 옥새는 실종되었는데, 8년후에 화음평서도의 어떤 사람이 다시 옥새를 찾아 진시황에게 바쳤다고 한다.

그 후에 옥새는 한나라 유방, 오나라 손권, 위나라 조조를 거치면서 약 1천년간 왕조를 바꾸어가며 전해지게 된다.

위(魏), 서진(西晋), 전조(前趙), 동진(東晋), 송(宋), 남제(南齊), 양(梁), 북제(北齊), 주(周), 수(隋)를 거쳐 당(唐)에도 전해진다.

이후 오대(五代)의 후당(後唐) 마지막 황제인 이종가(李從珂)가 거란의 야율광이 낙양으로 쳐들어오자 화씨벽을 안고 도망치다가 현무루에서 불에 타 죽으면서, 옥새가 실종되었다고 전해진다.

* 이상은 중국 고전에 전해지는 이야기이다.
  과연, 그 옥돌의 유래는 ?
  초나라의 변화란 사람은 '화씨벽'을 어떻게 구했고, 옥돌 장인들은 왜 가짜라고 감명을 했을까? 전해지는 야사는 이러하다.

** 약 5400여년전 인도 신전에 보물이 하나 있었다.

그것은 붉게 빛나는 돌로 돌안에는 광채를 발하는 어떤 동그란 (다이아) 것이 박혀 있었다. 다이아의 크기는 현재의 개념으로 약 7캐럿을 능가하는 것이었으며, 겉에는 붉은 홍옥(옥돌)으로 그것을 감싸고 있었다. 신전에서 제사에만 사용하던 아주 귀하게 여기던 보물이었다.

그런데 2천년이 지난 어느날 왕궁에서 변란이 일어났고 그 보물이 사라지게 되었다. 누군가가 훔쳐서 외국으로 달아난 것이다. 그리고 시간이 흘러서 중국에서 발견 되었다. 잠시 묻어둔 것을 밭을 갈던 중국 농부가 발견한 것이다.

초나라때 옥돌을 가공하던 장인들이 그것이 가짜라고 한 이유는 그때까지만 해도 중국에서 발견되는 옥돌의 99%는 푸른색이었기 때문이다. 홍옥을 못 보았던 사람들은 당연히 가짜라고 생각을 한 것이다.

3대가 지나서 그것을 진짜라고 판명하게 된 것은 화씨벽을 가공하는 과정에서 홍옥과 함께 비취색 옥과 다이아가 발견 되었기 때문이다. 당시의 화씨벽은 상당히 컸다. 그것은 가공하는 과정에서 3개로 나뉘어 졌다.

다이아가 안에 들어있는 홍옥, 절반은 비취색인 홍옥, 홍옥만 있는 부분의 3개로 나누어졌는데, 비취색이 절반이 섞여 있는 것은 옥새로 만들었고, 모두 홍옥이었던 것은 잘게 나누어져 소실 되었으며, 다이아가 안에 들어있던 것은 먼 훗날 다이아만 외국에서 발견되었다.

제2장

오운육기

『황제내경』에 따르면,

1년 중 운(運)은 5운(五運), 기(氣)는 6기(六氣)로 구분하는데,

5운을 살펴보면,

운기의 시작은 대한(大寒)에서 춘분(春分)까지가 1운, 청명(清明)에서 소만(小滿)까지가 2운(二運) 망종(芒種)에서 대서(大暑)까지 3운(三運) 입추(立秋)에서 상강(霜降)까지 4운(四運) 입동(立冬)에서 소한(小寒)까지 5운(五運)이 되고

6기를 살펴보면,

대한(大寒)에서 경칩(驚蟄)까지가 1기(一氣), 춘분(春分)에서입하(立夏)까지를 2기(二氣), 소만(小滿)에서 소서(小暑)까지를 3기(三氣), 대서(大暑)에서 백로(白露)까지를 4기(四氣), 추분(秋分)에서 입동(立冬)까지를 5기(五氣), 소설(小雪)에서 소한(小寒)까지를 6기(六氣)라고 한다.

임진(壬辰)년을 예를 들면

임진은 운기로 목(임수는 운기로 목), 수(진토는 운기로 수)이며, 이 경우에 오행상극하는 기운인 금(금극목)과 토(토극수)를 불러오게 된다. 따라서 2012년인 임진년엔 금토의 기운이 영향을 미치게 되므로, 전반기(1월~6월)에는 건조하며 바람이 많이 불다가 후반기(7월~12월)에는 비가 많이 오며 습한 기운이 강하게 나타난다.

계사(癸巳)년을 예로 들어보면

계사는 운기로 화(계수는 운기로 화), 목(사화는 운기로 목)이며, 이 경우에 상극하는 기운인 수(수극화)와 금(금극목)을 불러오게 된다. 따라서 2013년인 계사년엔 금수의 기운이 영향을 미치게 되므로, 전반기(1월~6월)에는 건조하며 바람이 많이 불다가 후반기(7월-12월)에는 추운 겨울을 맞이하게 된다.

갑오(甲午)년을 예로 들어보면

갑오는 운기로 토(갑목은 운기로 토), 화(오화는 운기로 화)이며, 이 경우에 상극하는 기운인 목(목극토)과 수(수극화)를 불러오게 된다. 따라서 2014년인 갑오년엔 목수의 기운이 영향을 미치게 되므로, 전반기(1월~6월)에는 따스하고 활기찬 기운이 돌고, 후반기(7월~12월)에는 추운 겨울을 맞이하게 된다.

* 필자의 생각에 5운6기의 생성은 북두칠성(7)이 8방위로 움직이니 7×8=56이 되고, 5운6기로 化한다! 음(水)양(火)의 기운이 뭉쳐서 만들어진, 북두칠성은 국자 모양의 4개의 별과 북극성을 향한 3개의 별로 이루어지니, 3(木)+4(金)=7(火)이 된다.
  이것은 행성들이 운행하는 길(土)을 따라 흐르는데, 土가 火로 化한다고 함은 길을 터주는 의미로 본다.

<table>
<tr><td>10
간</td><td>갑
甲</td><td>을
乙</td><td>병
丙</td><td>정
丁</td><td>무
戊</td><td>기
己</td><td>경
庚</td><td>신
辛</td><td>임
壬</td><td>계
癸</td></tr>
<tr><td>오
행</td><td colspan="2">목</td><td colspan="2">화</td><td colspan="2">토</td><td colspan="2">금</td><td colspan="2">수</td></tr>
</table>

<table>
<tr><td>12
지</td><td>해
亥</td><td>자
子</td><td>축
丑</td><td>인
寅</td><td>묘
卯</td><td>진
辰</td><td>사
巳</td><td>오
午</td><td>미
未</td><td>신
申</td><td>유
酉</td><td>술
戌</td></tr>
<tr><td>오
행</td><td colspan="2">수</td><td>토</td><td colspan="2">목</td><td>토</td><td colspan="2">화</td><td>토</td><td colspan="2">금</td><td>토</td></tr>
</table>

사주학으로 60갑자는 모두 120개의 오행이 나온다. 일반적으로 생각하기에 120개 중에 오행이니, 오행이 24개씩 있을 것이라고 생각하기 쉽지만, 실제로 토만 32개가 있고, 목, 화, 금, 수는 22개씩 있다. 그것은 12지지에 토가 많이 있기 때문이다.

사주 & 운기

사주는 선천적인 기운이라면 ~ 운기는 후천적인 기운이고, 사주는 하늘의 기운이라면 ~ 운기는 그것을 받는 땅의 기운으로 볼 수 있으며, 사주가 동전의 앞면이라면 ~ 운기는 동전의 뒷면이라고 할 수 있다.
영화 '슈퍼맨'을 예로 들어 보면, 크립톤 행성의 기운이 사주이고, 지구의 기운이 운기이며, 사주와 운기를 함께 본다면, 하늘의 기운이 땅으로 투영되어서 인간이 되는 것이다.

천간과 지지

천간(天干)은 갑을병정무기경신임계(甲乙丙丁戊己庚辛壬癸)를 말한다.

- 양간(陽干) : 갑목(甲木), 병화(丙火), 무토(戊土), 경금(庚金), 임수(壬水)
- 음간(陰干) : 을목(乙木), 정화(丁火), 기토(己土), 신금(辛金), 계수(癸水)

지지(地支)는 자축인묘진사오미신유술해(子丑寅卯辰巳午未申酉戌亥)를 말한다.

- 양지(陽支) : 자(子), 인(寅), 진(辰), 오(午), 신(申), 술(戌)
- 음지(陰支) : 축(丑), 해(亥), 유(酉), 미(未), 사(巳), 묘(卯)이다.

갑자순	갑자	을축	병인	정묘	무진	기사	경오	신미	임신	계유
갑술순	갑술	을해	병자	정축	무인	기묘	경진	신사	임오	계미
갑신순	갑신	을유	병술	정해	무자	기축	경인	신묘	임진	계사
갑오순	갑오	을미	병신	정유	무술	기해	경자	신축	임인	계묘
갑진순	갑진	을사	병오	정미	무신	기유	경술	신해	임자	계축
갑인순	갑인	을묘	병진	정사	무오	기미	경신	신유	임술	계해

갑자순	甲 乙 丙 丁 戊 己 庚 辛 壬 癸
	子 丑 寅 卯 辰 巳 午 未 申 酉

갑술순	甲 乙 丙 丁 戊 己 庚 辛 壬 癸
	戌 亥 子 丑 寅 卯 辰 巳 午 未

갑신순	甲 乙 丙 丁 戊 己 庚 辛 壬 癸
	申 酉 戌 亥 子 丑 寅 卯 辰 巳

갑오순	甲 乙 丙 丁 戊 己 庚 辛 壬 癸
	午 未 申 酉 戌 亥 子 丑 寅 卯

갑진순	甲 乙 丙 丁 戊 己 庚 辛 壬 癸
	辰 巳 午 未 申 酉 戌 亥 子 丑

갑인순	甲 乙 丙 丁 戊 己 庚 辛 壬 癸
	寅 卯 辰 巳 午 未 申 酉 戌 亥

운기학으로 ~

- 10간 : 갑(토) 을(금) 병(수) 정(목) 무(화)기(토) 경(금) 신(수) 임(목) 계(화)
- 12지 : 해(목) 자(군화) 축(토) 인(상화) 묘(금) 진(수)사(목) 오(군화) 미(토) 신(상화) 유(금) 술(수)

10간	갑 甲	을 乙	병 丙	정 丁	무 戊	기 己	경 庚	신 辛	임 壬	계 癸	'토금수 목화'를 반복
오행	토	금	수	목	화	토	금	수	목	화	

12지	해 亥	자 子	축 丑	인 寅	묘 卯	진 辰	사 巳	오 午	미 未	신 申	유 酉	술 戌
오행	목	군화	토	상화	금	수	목	군화	토	상화	금	수

운기학은 사주학과 달리, 30번을 주기로 반복되는 특징이 있는 것을 알 수 있다. 60갑자 중에 첫번째인 갑(토) 자(화)와 31번째인 갑(토) 오(화) ~

자오류주(子午流注)란 이러한 반복적인 순환 구조를 말함이며, 나아가서 태양계의 순환과 우주변화의 원리를 말하는 것이다. 자오류주에서 축토, 미토, 오화, 유금만 사주와 운기의 오행이 변하지 않는 이유는 축(丑)은 남북을 조절하고, 오(午)는 암중으로 자수와 함께 남북을 조율하는 역할을 하며 미(未)토는 동서를 조절하고, 유(酉)는 암중으로 묘목과 함께 동서를 담당한다.

- 사주학은 주기가 60이고, 운기학은 30이다. 일반적으로 60년이 주기이기에, 환갑 잔치를 하는 것이다. 30년은, 한세대를 말한다.

사주학(명리학)에서 木이었던 (甲)(乙)이 운기학에서 土와 金으로 변하는 이유는 무엇일까? 우선, 그전에 주역의 발생배경을 살펴볼 필요가 있다. 주역은 주나라의 역이란 뜻으로, 당시의 시대상을 어느 정도 반영하고 있다. 정치 개념까지 포함해서 말이다. 크게 보면, 인류의 문화발달 과정도 포함하다. 수렵생활, 농경생활, 기상 혹은 천문과 관련이 있다.

- 사주학과 운기학의 연관성

갑(甲) - 사주학으로 목, 운기학으로 토

을(乙) - 사주학으로 木, 운기학으로 금

병(丙) - 사주학으로 화, 운기학으로 수

정(丁) - 사주학으로 火, 운기학으로 목

무(戊) - 사주학으로 토, 운기학으로 화

기(己) - 사주학으로 土, 운기학으로 토

경(庚) - 사주학으로 금, 운기학으로 금

신(辛) - 사주학으로 金, 운기학으로 수

임(壬) – 사주학으로 수, 운기학으로 목

계(癸) – 사주학으로 水, 운기학으로 화

표로 나타내보면

사주 오행	천간	운기 오행
목	갑	토
	을	금
화	병	수
	정	목
토	무	화
	기	토
금	경	금
	신	수
수	임	목
	계	화

(1) 목 → 토, 금

(2) 화 → 수, 목

(3) 토 → 화, 토

(4) 금 → 금, 수

(5) 수 → 목, 화로

변하는 걸 알 수 있다.

목화토금수, 오행은 계절의 변화로 볼 수 있다.

그것을 문명발달의 시대 변화로 해석을 해 보면,

(1) 단계는 수렵시대로, 땅(토)에서 칼과 창(금)으로 사냥을 하며 살던 시대를 말하며,

(2) 단계는 수렵시대의 마지막으로, 물가(수)와 산속(목)움집을 오가며 생활하던 시대이고,

(3) 단계는 농경문화의 시작으로, 태양(화)의 힘을 빌어서 땅(토)에서 수확을 하는 것이며,

(4) 단계는 팽창시대로, 없는 자와 있는 자가 칼(금)로 싸우면서 서로 영역을 바다(수)와 같이 넓혀 가는 시대를 말함이며,

(5) 단계는 문명의 결실단계로,

(4) 단계를 거치면서 지배자와 피지배자의 단계가 생겨나고, 그것이 계층(목)을 이루고, 다양한 열매(화)로 나타나는 것을 말한다.

●●● 운기학의 분류

운기학으로 볼때

60갑자는 태과년, 불급년, 평기년으로 나눌 수 있다.

태과년(太過年)은 다른말로 선천년이라고도 하며 ~

갑(甲) 병(丙) 무(戊) 경(庚) 임(壬)년을 말하며 대한(大寒) 전(前)13일부터 계산한다.

불급년(不及年)은 달리 후천년이라고 하고 ~~

을(乙) 정(丁) 기(己) 신(辛) 계(癸)년을 말하며 대한(大寒) 후(後)13일부터 계산한다.

평기년(平起年)은 제천년이라고도 부르는데 ~

무진(戊辰) 무술(戊戌) 경인(庚寅) 경신(庚申) 경자(庚子) 경오(庚午)

기축(己丑) 기미(己未) 기유(己酉) 신해(辛亥) 계사(癸巳) 정묘(丁卯)이며, 대한일(大寒日) 당일부터 계산한다.

선천(태과) 후천(불급) 제천(평기)의 년(年)과 관계없이 청명(淸明)은 전(前)3일부터 계산하고 망종(芒種)은 후(後)3일부터 입추(立秋)는 후(後)6일부터 입동(立冬)은 후(後)9일부터 계산한다.

춘(春)이 빨리오고 가을(秋)과 겨울(冬)이 늦게 오기 때문에 운기의 이치가 이와 같이 차이를 두게 되었으며 정확성이 있게 된다.

五運(오운)과 六氣(육기)의 작용에 의해 사람의 體質(체질) 및 體質的인 특성을 결정짓는 역할을 한다고 설명할 수 있다.

* 육기는 달리 3음3양이라고 표현할 수 있는데, 양에 속하는 태양, 소양, 양명과 음에 속하는 태음, 소음, 궐음이 있는데 '궐음 → 소음 → 태음 → 소양 → 양명 → 태양 → 궐음'의 순으로 계속하여 巡廻(순환)한다.
  - 巳亥(뱀, 돼지)년 - 궐음풍목(乙巳己巳丁巳辛巳癸巳 乙亥己亥丁亥辛亥癸亥)
  - 子午(쥐, 말)년 - 소음군화(甲子丙子戊子庚子壬子 甲午丙午戊午庚午壬午)
  - 丑未(소, 양)년 - 태음습토(乙丑己丑丁丑辛丑癸丑 乙未己未丁未辛未癸未)
  - 寅申(호랑이, 원숭이)년 - 소양상화(甲寅丙寅戊寅庚寅壬寅 甲申

丙申戊申庚申壬申)

- 卯酉(토끼, 닭)년 – 양명조금 (乙卯己卯丁卯辛卯癸卯 乙酉己酉丁酉辛酉癸酉)
- 辰戌(용, 개)년 – 태양한수 (甲辰丙辰戊辰庚辰壬辰 甲戌丙戌戊戌庚戌壬戌)

오운의 경우에는 ~
木運 太過(태과)의 해 다음에는 火運 不及(불급)의 해가 오고,
火運 不及의 해 다음에는 土運 太過의 해가 오며,
土運 太過의 해 다음에는 金運 不及의 해가 오고,
金運 不及의 해 다음에는 水運 太過의 해가 오며,
水運 太過의 해 다음에는 木運 不及의 해가 오고,
木運 不及의 해 다음에는 火運 太過의 해가 오며,
火運 太過의 해 다음에는 土運 不及의 해가 오고,
土運 不及의 해 다음에는 金運 太過의 해가 오며,
金運 太過의 해 다음에는 水運 不及의 해가 오고,
水運 不及의 해 다음에는 木運 太過의 해가 오면서 계속하여 巡廻한다.

하늘(天)의 기(氣)를 주관하는 사천(司天)의 육기(六氣)의 작용은, 바람(風)은 궐음(厥陰)의 本(본)이며 궐음(厥陰)은 바람(風)의 標(표)로서 바람을 불도록 유도하며, 열(熱)은 소음(少陰)의 本이며 少陰은 熱

의 標로서 熱氣(열기)를 띄며, 습(濕)은 태음(太陰)의 本이며 太陰은 濕의 標로서 濕氣(습기)를 띄며 비가 오게 하고, 불(火)는 소양(少陽)의 本이며 少陽은 火의 標로서 뜨거운 불과 같이 더우며, 조(燥)는 양명(陽明)의 本이며 陽明은 燥의 標로서 건조하고 싸늘하며, 한(寒)은 태양(太陽)의 本이며 太陽은 寒의 標로서 춥고 차가움을 의미한다. 본(本)은 根本(근본), 本性(본성)을 의미하며, 표(標)는 事物(사물)의 末端(말단) 또는 本의 의미를 나타내기 위한 상징적인 표현이다.)

쥐와 말의 해는, 少陰主之. 子(와)午의 해(년)에는 소음(少陰)이 주된 역할을 하고, 소와 양의 해에는, 太陰主之. 丑(과)未의 해(년)에는 태음(太陰)이 주된 역할을 하며, 호랑이와 원숭이 해는, 少陽主之. 寅(과)申의 해(년)에는 소양(少陽)이 주된 역할을 하고, 토끼와 닭의 해에는, 陽明主之. 卯(와)酉의 해(년)에는 양명(陽明)이 주된 역할을 하며, 용과 개의 해는, 太陽主之. 진(과)戌의 해(년)에는 태양(太陽)이 주된 역할을 하며, 뱀과 돼지의 해에는, 厥陰主之. 巳(와)亥의 해(년)에는 궐음(厥陰)이 주된 역할을 한다.

●●● 운기학을 질병의 발생과 연관지어서 생각해 보면, 태과(太過)와 불급(不及)중 90%의 질병은 태과에서 생겨나며 완치율도 높은데, 불급에서 생겨나는 질병은 10%에 불과하지만 치료가 어렵다.

여기서는 태과의 경우를 살펴보면 ~

과유불급(過猶不及)이란 고사성어처럼 "지나침은 미치지 못한 것만도 못한 것이다."라는 말처럼 많은 질병도 지나침에서 발병이 시작된다. 예를 들면, 목태과체질(木太過體質)의 경우 반드시 간(肝)질환과 대장(大腸). 위장(胃腸)이 태과(太過)되어 원인없이 질병이 생겨나게 된다. 예방 및 치료에는 태과되는 장기에 사(瀉)하는 것이 특효가 있고, 화태과체질(火太過體質)은 심장과 방광 대장에 사법이 좋으며, 토태과체질(土太過體質)은 폐 · 소장 · 담 · 사법이 좋고, 금태과체질(金太過體質)은 신장 · 방광의 사법이 좋으며, 수태과체질(水太過體質)은 위 · 소장 · 사법이 치료 및 예방에 적절하다.

두 번째 쉼터 – '전우치'

■ **'전우치'**

이 글은 《조선해학전집》과 조선시대의 설화와 야사집, 그리고 산수야 출판사의 《전우치》 서문등에 나온 글에서 인용한 부분이 있다.
전우치는 조선 중기의 기인(奇人)이며 환술가(幻術家:변할 수 있는 사람)이다. 그의 생년월일은 정확히 알 수 없으나 조선 때의 실존 인물이다.
전우치의 전생은 치우천황이었으며, 고구려 막리지(대장군 – 현재의 국무총리겸 참모총장)와 호랑이로 태어났다가 전우치로 환생하였다.
박제가, 유득공, 이서구 등과 함께 『건연집』이라는 시집을 낸 영·정조 시대의 유명한 실학자인 이덕무(1739~1793)는 그의 저서 『청장관전서』 중 「한죽당필기(寒竹堂筆記)」)에서 전우치에 대해 다음과 같이 소개하고 있다.
전우치는 담양(潭陽)사람이다. 어릴 때 암자에 들어가 공부를 하였는데, 하루는 절의 스님이 술을 빚어 놓고 우치에게 잘 보아달라고 부탁하고 산을 내려갔다.
그런데 스님이 돌아와 보니 술은 간데 없고 찌꺼기만 남아 있어 스님이 책망하니 우치는 아무말도 못하고 있다가 술을 다시 빚어 주면 진짜 도둑을 잡아내겠다고 하였다.
스님은 반신반의하면서 그의 말대로 다시 술을 빚어주었다.

전우치가 술을 지키고 있노라니 갑자기 흰 기운이 무지개같이 창문으로 들어와 술 항아리에 잠시 머물더니 술냄새가 진동하는 것이 아닌가?
흰 기운이 시작되는 곳을 찾으니 앞산 바위굴 속이었다. 그런데 그 굴 속에 흰 여우 한 마리가 술에 잔뜩 취하여 자고 있었다. 우치는 밧줄로 여우의 다리를 묶어 등에 메고 와 암자의 들보에 메달아 놓고 아무일도 없었던 것처럼 천연덕스럽게 글을 읽고 있었다.
한참 있으니 여우가 술에서 깨어나 사람의 말로 "나를 놓아 주면 그 은혜를 꼭 후히 갚겠습니다."라고 애원하는 것이었다.
우치가 "도망가려는 수작마라, 네가 무엇으로 은혜를 갚겠느냐? 차라리 죽여 버리는 것이 속시원하겠습니다."고 하니, 여우가 "저에게 환술을 부릴 수 있는 비결책이 있는데, 그것을 드리겠습니다. 나를 묶어둔 채 줄의 끈을 잡고 굴속으로 들여 보내면 그 책을 찾아오겠습니다. 만약 굴 속에서 나오지 않으면 줄을 잡아당겨 그 때 죽여도 늦지 않겠습니까?"라고 더욱 애원하였다.
우치가 그것도 괜찮겠다 여기고 여우의 말대로 하였더니 여우가 책을 가져다 주었다. 약속대로 여우를 풀어주고 책을 살펴보니 도술에 관한 비결서였다. 이해하기 쉽게 하기 위해 경면주사로 점을 찍어가며 수십가지를 보았다.
어느 날 전우치의 본댁 노비가 머리를 풀고 통곡하며 찾아와, 그의 부친이 돌아가셨다는 소식을 전하였다. 우치가 놀라 책을 방바닥에 버려둔 채 문 밖으로 뛰어나가 보니 갑자기 노비가 간 곳이 없었다.

그제서야 여우에게 속은 것을 알고 방으로 들어가 보니, 여우가 이미 주사로 점을 찍은 부분만 남겨두고 나머지는 모조리 베어가 버린 후였다.

우치는 후에 도술로써 세상에 크게 이름을 떨쳤는데, 모두 주사로 점을 찍은 내용의 술법을 주로 사용하였다.

실제로 가정연간(1522~1566)중에 전염병이 크게 만연되었는데, 전우치가 도술로써 그 역질을 예방하였다는 기록이 있는 것을 볼 때, 그의 전기를 단순히 소설같은 이야기로만 치부할 수 없게 하고 있다.

이수광(1563~1566)도 지봉유설(芝峰類說)에서, "전우치는 시중의 유생으로 도술을 잘하고 재주가 많으며 능히 귀신을 부렸다."라고 서술하며, 전우치가 지은 '청창유월매삼매 벽락무운안육통'이란 한시를 소개하고, "참으로 도를 얻은 사람같다."라고 평하고 있다.

그 밖에 전우치에 대한 신비한 일화가 여러 문헌에서 나타나고 있는데, 그 중 유몽인의 『어우야담(於于野談)』에 나오는 이야기가 무척 흥미롭다. 여기에는 그 당시의 저명했던 선비들의 이름이 등장하고 있다.

전우치는 방술가(方術家)이나 문장 또한 능했다. 한번은 기제(企齊) 신광한(1484~1555)의 집에 갔었는데, 마침 송인수(1487~1547)도 와 있었다. 기제가 인수를 돌아보며, "이름을 들었지만 이렇게 서로 만남이 늦은 것이 한스럽소." 하였다.

기제가 "전우치군, 자네 이 분을 위해 재미있는 것을 한 번 보여줄 수 없는가?" 하니, 우치가 웃으면서 "무슨 재미있는 일이 있어야지요." 하였다.

조금 있으니 주인집에서 점심밥을 내왔다. 우치가 밥을 먹다가 뜰을 향하여 입속의 밥을 내뱉으니 밥알이 모두 흰 나비가 되어 편편히 날아가는 것이었다.

또 일찍이 어느 친구 집에 갔더니, 좌중에 있던 어느 사람이 "자네 천도 복숭아를 얻어 올 수 있는가?" 라고 물었다. 전우치가 "무엇이 어렵겠는가?" 하고는 새끼줄 수백발을 가져오라 하였다.

새끼줄이 점점 풀려 하늘 높이 올라가더니 나중에는 구름속에서 대롱대롱 땅에 늘어졌다. 그러자 전우치는 동자의 허리를 새끼줄 끝에 매달고 동자에게 줄을 타고 올라가라고 하면서 "새끼줄을 타고 올라가면 그곳에 푸른 복숭아가 많이 열려 있을 터이니 따서 내려 보내라."고 하였다. 이에 좌중의 사람들이 모두 밖으로 나와 하늘을 쳐다보았다. 동자는 새끼줄에 매달려 공중으로 올라가더니 구름속으로 들어가 안보이게 되었다. 한참 뒤에 푸른 복숭아가 잎이 달린 채 마당에 마구 떨어졌다. 사람들이 다투어 맛을 보니 단물이 흠뻑 흐르고, 맛이 이 세상의 것이 아니었다. 그런데 갑자기 공중에서 붉은 피가 뚝뚝 떨어졌다.

전우치가 깜짝 놀라 하는 말이 "복숭아 하나를 먹으려다 어린동자의 목숨을 잃었구나!"하였다.

좌중의 사람들이 연유를 물으니, "틀림없이 천도(天桃)를 지키는 신장이 동자를 죽인 것 같다."라고 하였다. 갑자기 공중에서 팔뚝 하나가 땅에 뚝 떨어지더니 잇달아 두다리, 몸뚱이, 머리가 따로따로 계속 떨어졌다. 그 자리에 있던 사람들이 모두 소스라치게 놀라 안색이 변하지 않은 사람이 없었다.

그런데 전우치가 천천히 팔, 다리, 머리가 있는 곳으로 걸어가서 원래의 모습으로 맞추어 놓자 잠시 후에 동자가 부시시 일어나더니 뛰어다니는 것이 아닌가? 이 광경을 보고 있던 사람들이 서로 쳐다보고 웃음을 터뜨리고 말았다.

전우치는 이러한 환술에 능한 방사로서뿐만 아니라, 정통 선법(仙法)을 익힌 시해선(尸解仙)의 모습도 보여주고 있다. 훗날 전우치는 황해도 신천에서 술수로써 민중을 현혹시킨다는 죄목으로 체포되어 옥에서 죽었다.

태수가 사람을 시켜 파묻게 했는데 후에 친척들이 이장하려고 무덤을 파서 관을 열어보니 속이 텅 비어 있었다.

그런데 『오산설림(五山說林)』의 저자 차천로(1556~1615)는 다음과 같은 이야기를 기록에 남겨두고 있다.

어느 날 전우치가 찾아와서 부친에게 『두공부시집』 한 질을 빌려달라고 해서, 그 사람이 죽은 줄 모르고 빌려주었는데 그 후에 알아본 즉, 벌써 죽은지가 오래되었다는 것이다.

전우치는 조선 명종과 중종 시대의 실존 인물로 알려져 있다. 담양전씨의 후손으로 도술이 능했지만, 세상의 뜻과 맞지 않아 옥살이를 하였다. 연대는 확실치 않지만 전우치에 대한 전설이 수북면 황금리에 남아 있다.

전우치는 고려 때 삼지정사를 지내 담양전씨 시조 전득시의 후손이라고 한다. 전우치는 수북 삼인산이 만물 생지로 살만한 땅임을 알고, 때를 만나면 쓰기 위해 여러 곳을 돌며 금기둥과 금대들보를 파묻었다는데, 그 지점이 지금의 수북면 '황금리'라고 한다.

황금 대들보는 가로 2미터 세로 1미터 50센티의 금괴라는 것으로 전해 내려오며, 이처럼 가난한 백성과 나라를 위해 힘썼으나 민심이 전우치에게 쏠리자, 전우치를 반란을 꾀하는 자라고 모함을 하여 그를 잡아 가두고 옥사케 하였다고 한다. 현 담양향교 터가 전씨 시조의 묘소가 있었다는 사실은 모두 인정하고 있으며, 이를 입증하듯 향교 앞 100m 지점에는 삼은전선생 유해비가 세워져 있다.

연동사의 전우치 설화는 고려말 이영간의 설화와 혼재되어 나타나고 있다. 실제로 이영간이 연동사에서 공부하였다는 기록이 있으며, 그 내용이 전우치 동굴 전설과 흡사하다.

그러나 이 지역 어르신들은 오랫동안 이곳을 전우치 동굴로 알고 이야기를 전승해오고 있으며, 같은 장소에서 전우치가 무술을 익히지 말란 법도 없다. 구비문학은 늘 변형이 가능한 것이며 민중의 염원을 담고 있는 것이기에 흉이 될 수 없다.

고려말 문무에 뛰어났던 이영간과 그 뒤에 백제부흥운동 일으켰던 이연년 형제가 모두 연동사에서 뜻을 펼쳤었고, 이연년 형제의 거사 실패에 대한 민중들의 좌절은 후대 조선 중종 때의 담양 전씨 집안의 전우치에 의해 다시 희망을 품게 만든다. 안타깝게도 전우치 역시 조광조의 실패와 함께 기묘사화에 연루되어 벼슬에서 물러나 숨어살다가 일찌기 요절한 선비이다.

그러나 전우치를 그냥 보낼 수 없던 민중들은 그의 소년기의 무술연마 장소인 연동사 굴의 전설을 다시 창조해냈다.

전우치 동굴은 사람 100여명이 들어갈 수 있다고도 전하며, 실타래를 들고 들어가면 용면으로 통한다는 이야기도 전한다.

실제로 동굴법당을 만들면서 돌을 던져 넣어보니 텅텅 울리며 한참을 굴러가는 소리가 났다. 안쪽에 긴 동굴이 있음을 알려주는 신호이다. 이와 같은 연동사 굴의 전설을 시작으로 전국 각지에는 전우치의 신통방통한 행적과 과장된 전설이 만들어졌다.

그러나 그 가운데서도 담양은 전우치 전설의 탄생 배경지가 되며, 또한 황금대들보 전설을 통해 전우치 사후에까지도 군민들에게 희망을 주고 있다는 점에서 의미가 크다.

현재 하성리 마을 뒷쪽 재는 배넘이 재라 불리는데, 예전에 이곳에 배가 드나들었다는 뜻이다.

실제로 연동사굴과 주변의 모든 암석이 퇴적암으로 이루어진 점과 근처 여러 지명에 물과 관련된 곳이 많다는 점에서 예전 담양이 바다, 혹은 호수였다는 설이 있다.

아뭏든 이러한 이유로 전우치가 중국에서 황금대들보를 배에 싣고 고향인 담양에 와서 하나는 원율강변에, 또 하나는 수북 황금리 들판에 묻었다는 전설이 전해진다. 그래서 전설대로 원율리의 금대들보는 동일산업이 생겨 돈을 많이 벌고, 황금리 들판은 해마다 농사가 잘되어 황금물결이 넘실거리니 전설이 모두 맞는다는 얘기들을 한다.

또한 이 지역 어른들 사이에서는 연동사 입구에 윷판바위도 전우치가 윷판을 새겨놓았다는 이야기가 전해진다. 바위에서 윷을 놓는 풍류나 기이한 도술이 모두 도교적인 분위기를 지니고 있다.

■ 천자문과 사상의학

천자문은 하늘(天) 땅(地) 검을(玄) 누렇다(黃)으로 시작되는데, 여기엔 엄청난 비밀이 하나 숨어 있다. 자아 ~ 무엇일까? 우선, 위의 문장을 해석을 하면, '하늘은 검고, 땅은 노랗다!'이다. 하늘은 파란데 왜 검다고 표현 했을까? 흔히들 태초에 혼돈 상태에서는 검었다고 말들을 한다.우주 밖에도 검으니까. 하늘이 검고 땅이 노란 이유는 ~사실은 체질과 관련이 있다.

사상학설의 핵심을 살펴보면,

태양인은 心腎相交로.. (수) (화)

소양인은 肝腎同源으로... (수) (목)

태음인은 心脾兩實로.. (토) (화)

소음인은 肺脾兩實로... (토) (금)이다!

태양인과 소양인엔 공통적으로 (水)가 들어가고, 태음인과 소음인엔 공통적으로 (土)가 들어가는 것을 알 수 있다. 오행과 색의 조합을 살펴보면, 수는 검정색에 해당되고, 토는 노랑색에 해당이 된다.

- 태양인과 소양인은 (수)의 기운, 즉 상대적으로 하늘의 기운을 많이 받고 태어났으며,
- 태음인과 소음인은 (토)의 기운, 즉 상대적으로 땅의 기운을 많이 받고 태어났단 것이다.

제3장

6가지 체질

1 체질별 구조

(1) 소양인

태양계 행성순환 순서와 일치하는 순환구조이다.

수 → 금 → (지구) → 화 → 목 → 토 → 천 → 해 → 명 ~

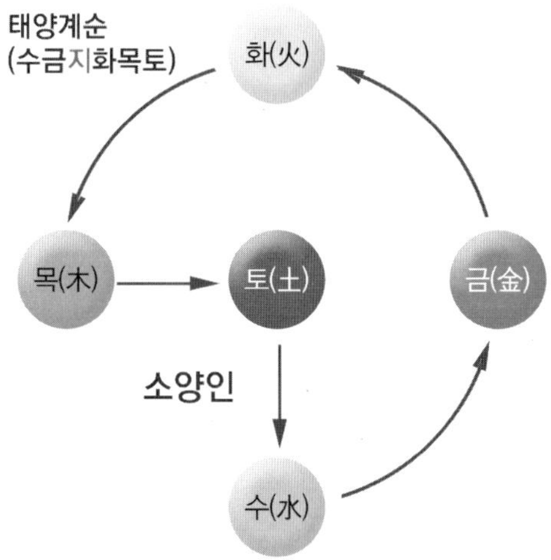

사주를 보아서 많던 水, 金이 운기학으로 볼 때 숫자가 줄어들면서 木

이나 火, 土 중에 하나 이상이 많아지면 소양인으로 본다.

소양인의 경우에 '목 → 토'의 순환이 중요하며, 그 흐름이 너무 강하면 '수'가 강하게 극을 받아서 신장에 이상이 나타날 수 있고(과유불급), 반대로 너무 약하면 정상적인 흐름이 막혀서 일부 구간에서 거꾸로 순환하므로 '화'가 압박을 받아서 심장에 이상이 나타난다.

(2) 태음인

경락순행 순서에서 따온 순환구조이다.

폐, 대장경(금) → 위장, 비장(토) → 심장, 소장 (화) → 방광, 신장(수) → 담경, 간경 (목) → 다시 폐로 가는 구조이다.

화수목금토의 요일 순서와도 같다.

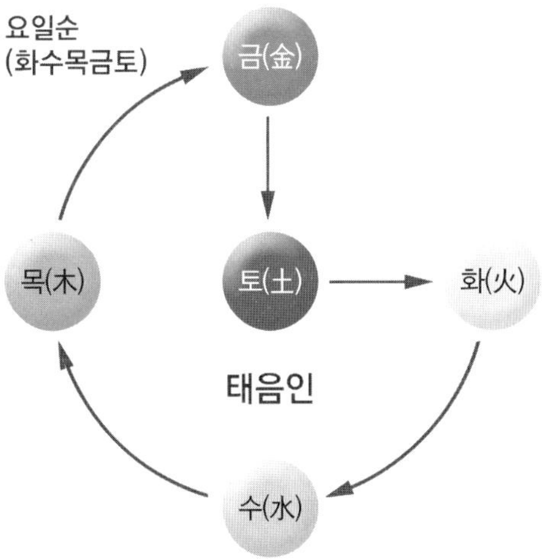

사주에서 금이나 토가 많다가 운기로 화, 수가 많아지면 태음인으로 본다.
태음인의 경우엔 '금'이 중요한데 흐름이 지나치게 강하면 '목'이 영향을 받아 간에 이상이 나타나고, 흐름이 약하면 '수 → 목'의 흐름이 일시적으로 막혀서 수가 목으로 흐르지 못하니, 반대방향으로 순환하게 되므로 '화'가 영향을 받아 심장병이 나타난다.

* 지나치게 강하면 순환순서의 바로 다음부분에 이상이 나타나며, 반대로 흐름이 약해지면 일시적으로 막혀서 순환순서의 역순으로 오행의 장기에 이상이 나타난다.

(3) 소음인

북두칠성 별들의 음양오행순서와 같다.

수 → 토 → 목 → 금 → 화 →수로 순환한다.
북두칠성은 7개(정확히는 9개)의 별로 되어 있다고 한다. 북두칠성의 첫번째 별은 태양, 두번째 별은 달, 세번째 별은 火, 네번째 별은 水, 다섯번째 별은 土, 여섯번째 별은 木, 일곱번째 별은 金에 해당한다고 한다.

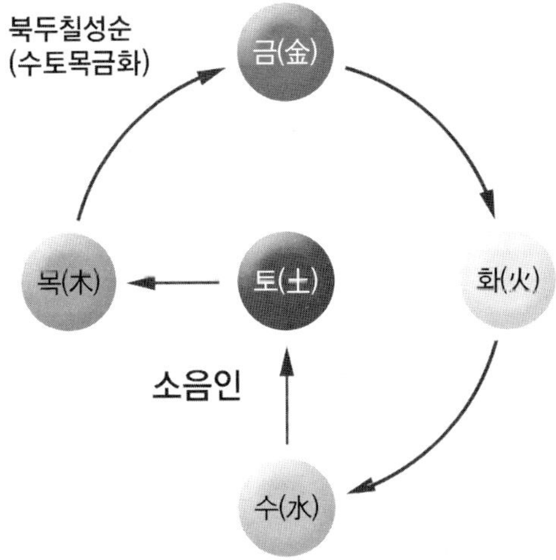

사주에서 화나 수가 많았다가 운기로 토목이 많아지면 소음인이다. 소음인은 '수 → 토'의 흐름이 중요하며, 지나치게 흐름이 강하면 '목'이 다쳐서 간에 이상이 생기고, 너무 약할 때는 흐름에 장애가 생겨서 일부분이 막히면서 '화'가 압박을 받아 심장에 문제가 생긴다.

(4) 태양인

팔괘의 순서에서 착안한 순환구조이다.

사주로 토목이 많다가 운기로 수화가 많아지면 태양인이다.

이 경우에 '수 → 화'의 흐름이 중요하므로, 지나치게 흐름이 강하면 '토'를 압박해서 비위에 이상이 생기고, 흐름이 약하면 거꾸로 '목'이 힘들어지므로 간에 문제가 생긴다.

흐름이 약하다는 것은 몸이 약하거나 기가 허하다는 의미이다.

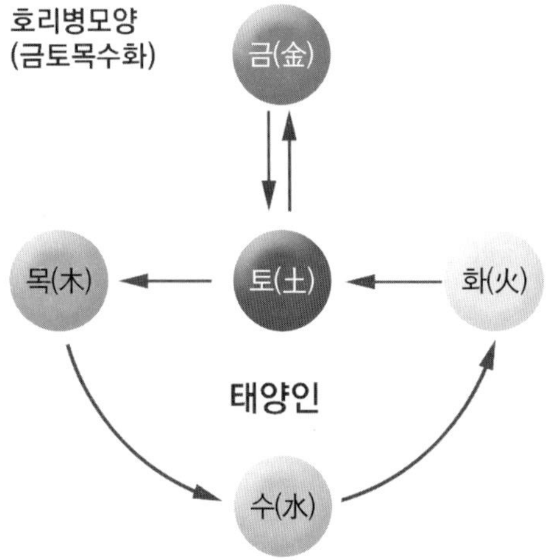

팔괘가정순	오행
건(아버지)	금
곤(어머니)	토
진(장남)	목
손(장녀)	목
감(차남)	수
리(차녀)	화
간(삼남)	토
태(삼녀)	금

(5) 양명인

『자오류주』[1]에 순서에서 착안한 구조이다.

우리 몸안에서 기혈이 하루에 50번 순환한다는 이론에 따라서 24시간을 5로 나누면,

---

1) 자오류주란 『황제내경』 영추편에 나오는 말로, 인간의 몸안에 하루 50번 기와 혈이 운행한다는 이론이다. 천체의 구조와 시계추처럼 맞물려 돌아가는, 심장(화)이 강하고 폐(금)가 약한 체질이다.

24시간	나머지 시각 계산		오행
11시(23시) ~ 03시 48분	(05시 ~ 03시 48분 = 72분)	24로 나눔	3 (목)
03시 48분 ~ 08시 36분	(09시 ~ 08시 36분 = 24분)		1 (수)
08시 36분 ~ 13시 24분	(15시 ~ 13시 24분 = 96분)		4 (금)
13시 24분 ~ 18시 12분	(19시 ~ 18시 12분 = 48분)		2 (화)
18시 12분 ~ 23시			5 (토)

따라서 '목(3) → 수(1) → 금(4) → 화(2) → 토(5)'의 순서로 순환한다.

사주에 화토가 많다가 운기로는 수금이 많아지면 양명인이다.

선천적으로 심장(화)이 강하다가 차츰 폐(금)가 강해지는 체질이다.

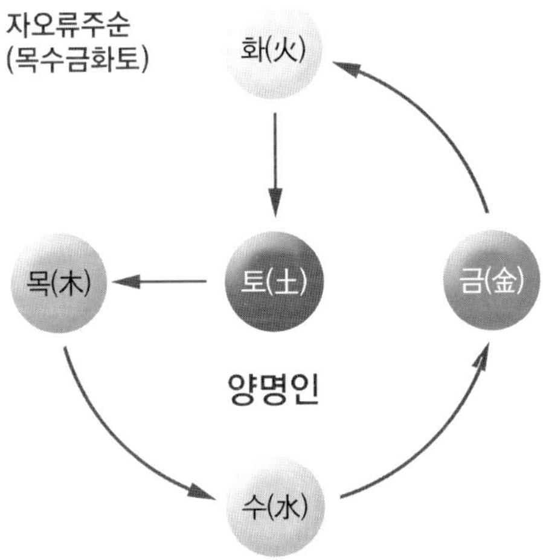

(6) 궐음인

팔괘의 숫자순서의 오행에서 착안한 구조이다.

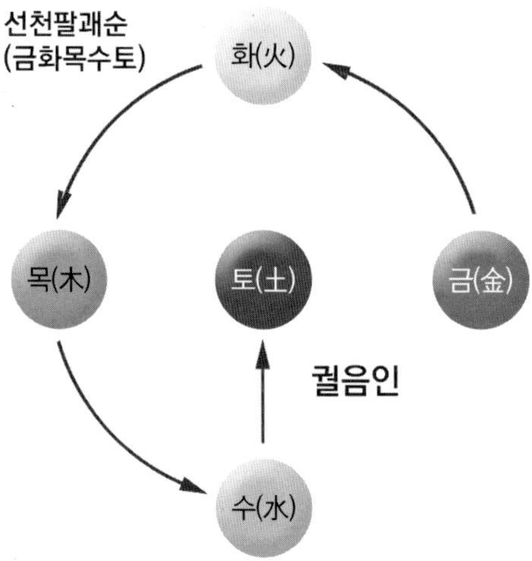

팔괘가정순	오행
일건천	금
이태택	금
삼리화	화
사진뢰	목
오손풍	목
육감수	수
칠간산	토
팔곤지	토

금 → 화 → 목 → 수 → 토의 순으로 시계반대방향으로 회전한다.

다른 음인의 순환흐름은 원래 시계방향이나 궐음인은 음의 성질이 극에 달해 양의 순서로 바뀐 것이다.

궐음인은 사주로 금화가 많다가 운기로 수토가 많아지는 체질이다.

토와 금이 연결되지 않는 것이 특성이다.

따라서 금이 선천적으로 아주 강하다가 차차 약해진다. '수'가 '토'를 만들면서 구조가 마무리 되므로, '금'은 강하고 수극화를 당해서 '화'는 약하다.

궐음인은 비위가 약하며 음식물 섭취에 각별히 조심해야 한다. 한국에 5%도 안 되는 가장 적은 인구이다.

(7) 6상체질에 대하여

현재의 사상체질론은 체형과 성격 등으로 체질을 분류하지만, 순환 구조로 6가지 체질을 만든 이유는 위의 것으로는 부족하기 때문이다. 목, 화, 토, 금, 수의 오행은 인체 내에서 간, 심장, 비위, 폐, 신장을 나타낸다. 그렇다면, 오행의 힘은 서로 비슷할까?

고전에도 나왔듯이 군주기관인 심장(화)의 기운이 가장 강하다.

그런데, 사상학설에 간대폐소, 폐대간소, 위대신소, 신대위소 ~

어째서 심장을 논하지 않았을까? 그것은 제가 보기엔 두 가지 이유이다. 동무 이제마 선생님 시대는 아직 왕권이 존재하는 시대였으므로, 감히 군주기관에 해당하는 심장을 논하지 못했을 것이라는 것이 첫째 이유이다. 조선시대에 이미 태양 주위를 지구가 돌고 있다는 지동설을 알고 있었고, 심장에 해당하는 태양은 움직이지 않는 존재라는 것이 두 번째 이유이다. 그리고 그 당시에는 심장병 환자가 별로 없었던 환경적 요인도 작용했으리라 본다.

그러나, 태양 안에서 흑점이란 불규칙한 형태가 있고, 그것이 지구나 다른 행성에 규칙적인 주기로 영향을 미치듯이 심장(화)도 자체적으로 질병이 존재할 수 있다.

따라서 사상학설이 아닌 육상(심대폐소, 폐대심소를 더해서)이 존재해야 하는 것이다.

그러므로 6상은 심장이 크고 폐가 작은 양명인과 폐가 크고 심장이 작은 궐음인이 더해진다.

2 각 체질의 예

(1) 소양인 – 15가지 예

① 정유 계묘 신묘 계사 (남자)

	시	일	월	년
오행	수	금	수	화
	癸	辛	癸	丁
운기	화	수	화	목
오행	화	목	목	금
	巳	卯	卯	酉
운기	목	금	금	금

	木	火	土	金	水
사주	2	2		2	2
운기	2	2		3	1

사주로 목 2, 화 2, 금 2, 수 2이고, 운기로는 목 2, 화 2, 금 3, 수 1이다. 지지에서 巳酉 반합 金국에 水가 힘을 더해주니 순조로운 일생을 보냈으며, 사주로 수가 2개였다가 운기로 수가 하나로 되면서 금이 그만큼 늘어나니, 목화의 양기가 차차 약해져서 어울려서 무엇

을 도모하기보다 혼자서 생활하는 것을 선호했을 것이고, 남자인데 금수가 강해지니 脾胃가 약하다.

- 양은 활동적이고 음은 조용한데, 양기가 적으면 조용하고 소극적이다. 사주는 선천적인 기운, 운기는 후천적인 기운을 많이 포함하며 사주와 운기가 오행으로 큰 숫자의 변화 없이 비슷한 흐름이면 선천적인 기운이 그의 일생에 영향을 끼친다는 의미로, 부모님등의 환경적 요소가 강하게 작용한다는 말이다.

② 기축 무진 병인 정유 (남자)

	시	일	월	년
오행	화	화	토	토
	丁	丙	戊	己
운기	목	수	화	토
오행	금	목	토	토
	酉	寅	辰	丑
운기	금	화	수	토

	木	火	土	金	水
사주	1	2	4	1	
운기	1	2	2	1	2

사주로 목 1, 화 2, 토 4, 금 1로 되어 있는데, 운기로는 목 1, 화 2, 토 2, 금 1, 수 2이니, 토가 수를 만드는 소양인이다.

선천적으로 신장(腎)이 약했으나 강해지면서, 중재하는 비위(脾胃)가 약해질 수 있고, 장염이나 스트레스를 주의해야 한다.

- 비위(토)는 목(간)화(심장)와 금(폐)수(신장)를 조율하는 일을 하는데, 위 사주의 경우엔 선천적(사주)으로 4개였던 토가 후천적(운기)으로 수 2개를 만들어 내므로 비위(토)는 차츰 약해지고 신장(수)은 점차 강해진다.

③ 경술 무인 무신 계해 (남자)

	시	일	월	년
오행	수	토	토	금
	癸	戊	戊	庚
운기	화	화	화	금
오행	수	목	금	토
	亥	寅	申	戌
운기	목	화	화	수

	木	火	土	金	水
사주	1		3	2	2
운기	1	5		1	1

戊土가 火를 만드는 소양인 (기업인)

- 사주로 목 1, 토 3, 금 2, 수 2이고, 운기로는 목 1, 화 5, 금 1, 수 1이다. 토금수가 화를 만드는 소양인이다.
- 사주로 토가 3개이고 화가 없다가 운기로 토가 없어지면서 화가 5개가 되니 선천적으로 화가 약하고 후천적으로 토(비위)가 약해지며, 화토가 생하는 금(肺)과 수(腎)에 병이 발생한다.
- 사주와 운기의 오행 숫자가 많이 차이가 나면, 선천적인(사주) 기

운보다 후천적인(운기) 노력으로 살아간다는 의미이다. 다르게 말하면 부모님등 환경적 요소를 적게 받고 본인 노력으로 자수성가를 한다는 말이다.

④ 정묘 경술 을유 경진 (남자)

	시	일	월	년
오행	금	목	금	화
	庚	乙	庚	丁
운기	금	금	금	목

오행	토	금	토	목
	辰	酉	戌	卯
운기	수	금	수	금

사주	2	1	2	3	
	木	火	土	金	水
운기	1			5	2

辰土가 水를 만드는 소양인

- 사주로 목 2, 화 1, 토 2, 금 3이고 운기로는 목 1, 금 5, 수 2이니 목화토가 금수를 만드는 소양인이다.
- 선천적으로 수(腎)가 약하다가 후천적으로 화(心)토(脾胃)가 약해진다.
- 이 경우에 사주와 운기의 오행 숫자 변화가 심하니, 선천적으로 부모님이 재력가가 아닌 평범한 사람이었으나 본인의 노력으로 자수성가한 기업인이다.

⑤ 정유 임자 경진 갑신 (남자)

	시	일	월	년
오행	목	금	수	화
	甲	庚	壬	丁
운기	토	금	목	목
오행	금	토	수	금
	申	辰	子	酉
운기	화	수	화	금

	木	火	土	金	水
사주	1	1	1	3	2
운기	2	2	1	2	1

- 사주로 목 1, 화 1, 토 1, 금 3, 수 2이고, 운기로는 목 2, 화 2, 토 1, 금 2, 수 1이다. 금수가 목화를 만드는 소양인이다. 후천적으로 목화금이 水를 향하므로, 예능에 대한 소질과 정열을 타고났다.

  사주에서 지지가 申子辰 합으로 水국을 이루므로 천재성이 점차 드러난다.
- 중재하는 토(脾胃)를 보해주어야 한다.

⑥ 기축 병인 경오 정해 (남자)

- 사주로 목 1, 화 3, 토 2, 금 1, 수 1로 되어 있는데, 운기로는 목 2, 화 2, 토 2, 금 1, 수 1이니 화가 목을 만드는 소양인이다.
- 선천적으로 강한 화(心)가 목(肝)을 강하게 해주므로 리더십이 강하고 건강한 체질인 장군이다. 목이 강하면 리더십이 강하거나 명예를 중시한다.

	시	일	월	년
오행	화	금	화	토
	丁	庚	丙	己
운기	목	금	수	토
오행	수	화	목	토
	亥	午	寅	丑
운기	목	화	화	토

	木	火	土	金	水
사주	1	3	2	1	1
운기	2	2	2	1	1

- 목이 강하면 리더쉽이 강하고 명예를 중시한다. 화가 강하면 열정적이고 종교에 입문하기 쉽다. 토가 강하면 중재에 뛰어나고 참모기질이 강하다. 금이 강하면 개인주의적이고 직업운이 좋다. 수가 강하면 예술가적인 기질이 강하며 이성에 관심이 많다.

⑦ 을해 경진 무진 무오 (남자)

	시	일	월	년
오행	토	토	금	목
	戊	戊	庚	乙
운기	화	화	금	금
오행	화	토	토	수
	午	辰	辰	亥
운기	화	수	수	목

	木	火	土	金	水
사주	1	1	4	1	1
운기	1	3		2	2

● 사주로는 목 1, 화 1, 토 4, 금 1, 수 1이고, 운기로는 목 1, 화 3, 금 2, 수 2이니 토가 화금수를 만드는 소양인이다. 토가 많으면 생각이 많은 지략가 스타일인데, 위 사주는 원나라 임금으로 소양인이었다.

⑧ 경인 무인 갑술 계유 (남자)

	시	일	월	년
오행	수	목	토	금
	癸	甲	戊	庚
운기	화	토	화	금
오행	금	토	목	목
	酉	戌	寅	寅
운기	금	수	화	화

	木	火	土	金	水
사주	3		2	2	1
운기		4	1	2	1

● 사주로 목 3, 토 2, 금 2, 수 1이고, 운기로는 화 4, 토 1, 금 2, 수 1이니 인寅목이 화를 만드는 소양인이다. 이 사람은 프랑스 대통령이었는데,

● 후천적으로 화가 강해지고 목이 없어지니, 간(肝)과 심장(心)에 병이 발생할 수 있다.

⑨ 기유 임신 기묘 기사 (여자)

● 사주로 목 1, 화 1, 토 3, 금 2, 수 1이고, 운기로는 목 2, 화 1, 토 3, 금 2이니 수가 목을 만드는 소양인인데, 일반 여성들 중에 많다. 토금의 세력이 강하니 수목이 힘을 받지 못하고, 수는 그나마 대운에

서 힘을 받지만 목은 뿌리가 약하니, 정서적으로 문제가 발생한다.

	시	일	월	년
오행	토	토	수	토
	己	己	壬	己
운기	토	토	목	토
오행	화	목	금	금
	巳	卯	申	酉
운기	목	금	화	금

사주	1	1	3	2	1
	木	火	土	金	水
운기	2	1	3	2	

- 간(목)은 한의학적으로 정서를 담당하는 기능이 있다.
- 간의 기능은 여러 가지가 있지만, 오장육부중에서 정서를 담당하는 것은 간(목) 하나이다.

⑩ 병신 을미 임진 경술 (여자)

	시	일	월	년
오행	금	수	목	화
	庚	壬	乙	丙
운기	금	목	금	수
오행	토	토	토	금
	戌	辰	未	申
운기	수	수	토	화

사주	1	1	3	2	1
	木	火	土	金	水
운기	1	1	1	2	3

- 사주로 목 1, 화 1, 토 3, 금 2, 수 1이고 운기로는 목 1, 화 1, 토 1, 금 2, 수 3이니 토가 수를 만드는 소양인이다.

  강한 비위(토)의 자극으로 신장기능이 점차 강화되고, 비위와 신장 사이에서 압력을 받던 폐(금)가 간(목)을 공격하여, 점차 간이 약해지게 된다. 따라서 간경화를 조심하여야 한다.

  이 사주는 간경화에 걸렸던 여성이다.

⑪ 을사 기묘 계해 임술 (여자)

	시	일	월	년
오행	수	수	토	목
	壬	癸	己	乙
운기	목	화	토	금
오행	토	수	목	화
	戌	亥	卯	巳
운기	수	목	금	목

	木	火	土	金	水
사주	2	1	2		3
운기	3	1	1	2	1

- 사주로 목 2, 화 1, 토 2, 수 3이고, 운기로는 목 3, 화 1, 토 1, 금 2, 수 1이니 토수가 목금을 만드는 소양인이다.

  비위의 상승작용으로 인해 허열이 자주 발생할 수 있으며, 토수와 목금 사이에서 중재하는 화(심장)가 힘이 들어서 혈액에 관련된 질병인 백혈병이 30대 후반에 발생할 수 있다. 실제로 이 사주는 백혈병에 걸린 여성의 사주다.

⑫ 정유 임자 무오 계해 (여자)

	시	일	월	년
오행	수	토	수	화
	癸	戊	壬	丁
운기	화	화	목	목
오행	수	화	수	금
	亥	午	子	酉
운기	목	화	화	금

	木	火	土	金	水
사주		2	1	1	4
운기	3	4		1	

- 사주로 화 2, 토 1, 금 1, 수 4이고, 운기로는 목 3, 화 4, 금 1이니 토수가 목화를 만드는 소양인이다.
  선천적으로 약했던 간(목)이 점차 강해지고, 이와 반대로 강했던 신장(수)은 점차 약해지니, 간 경락을 거치시 신장과 자궁에 문제가 발생한다.
  자궁암 수술을 한 여성의 사주이다.

⑬ 경자 병술 정축 계묘 (여자)

- 사주로 목 1, 화 2, 토 2, 금 1, 수 2이고 운기로는 목 1, 화 2, 토 1, 금 2, 수 2이니 토가 금을 만드는 소양인이다.

	시	일	월	년
오행	수	화	화	금
	癸	丁	丙	庚
운기	화	목	수	금
오행	목	토	토	수
	卯	丑	戌	子
운기	금	토	수	화

	木	火	土	金	水
사주	1	2	2	1	2
운기	1	2	1	2	2

- 이 사주의 경우 골수염에 걸린 여자의 것인데, 그 이유는 화토의 기운이 강해지면서, 선천적으로 강했던 토(비위)의 상승 작용과 맞물려서 지나치게 강하게 되어서 결국 화(심장, 뇌)가 상처를 받아서 골수염이 되기 때문이다.

⑭ **신해 임진 병자 을미 (남자)**

- 사주로 목 1, 화 1, 토 2, 금 1, 수 3이고, 운기로는 목 2, 화 1, 토 1, 금 1, 수 3이니 토가 목을 만드는 소양인이다.
  이 사람의 경우 백혈병에 걸린 남성이다.
  소양인의 순환흐름은 '수→금→화→목→토→수'로 반복되는데, 위의 경우는 목에서 토로 넘어가는 순환이 막히고 거꾸로 역행하면서 오히려 토가 목을 공격해서, 목(간)토(비위) 사이의 이상으로 백혈병이 발병하였다.

	시	일	월	년
오행	목	화	수	금
	乙	丙	壬	辛
운기	금	수	목	수
오행	토	수	토	수
	未	子	辰	亥
운기	토	화	수	목

	木	火	土	金	水
사주	1	1	2	1	3
운기	2	1	1	1	3

⑮ 기유 병인 갑자 기사 (남자)

	시	일	월	년
오행	토	목	화	토
	己	甲	丙	己
운기	토	토	수	토
오행	화	수	목	금
	巳	子	寅	酉
운기	목	화	화	금

	木	火	土	金	水
사주	2	2	2	1	1
운기	1	2	3	1	1

- 사주로 목 2, 화 2, 토 2, 금 1, 수 1이고, 운기로는 목 1, 화 2, 토 3, 금 1, 수 1이니 목이 토를 만드는 소양인이다.
- 갑술년부터 목이 강해져서 목극토 하면서 토를 압박하므로, 위장

이나 신장에 이상이 생기고, 점차 강해지는 토(위장)으로 인하여 수(신장)가 약화되면서 간(목)까지 이상이 발생한다.

실제로 이 사주는 당뇨병 투병중인 남성이다.

(2) 태음인 – 17가지 예

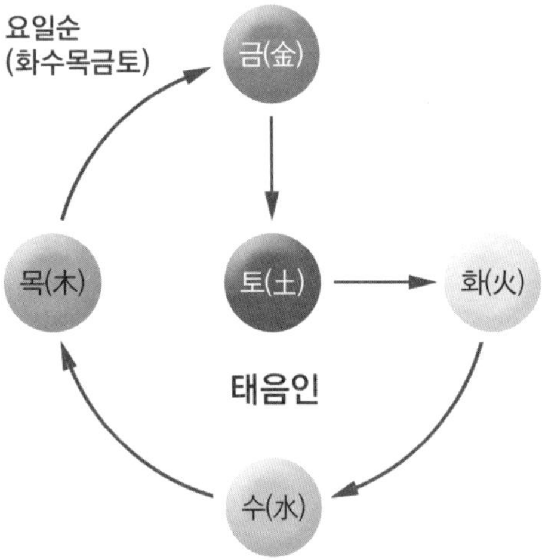

① 신미 경자 경자 갑신 (남자)

- 사주로 목 1, 토 1, 금 4, 수 2이고, 운기로는 화 3, 토 2, 금 2, 수 1이다.
- 남자이지만 선천적(사주)으로 금수가 강하다가 오행의 숫자로 볼 때 후천적으로 화가 강해지므로 종교가의 면모를 타고났으며, 금수가 화기를 만들어내는 기운이 강하므로 비위(脾胃[토])의 조절이 중요하다.

	시	일	월	년
오행	목	금	금	금
	甲	庚	庚	辛
운기	토	금	금	수
오행	금	수	수	토
	申	子	子	未
운기	화	화	화	토

	木	火	土	金	水
사주	1		1	4	2
운기		3	2	2	1

- 오행의 특성에서 화는 종교에 대한 열망, 끈기등을 나타내며 운기에서 화의 숫자가 늘어나는 것은 후천적인 노력이나 수행등으로 성직자나 요가지도자등의 종교가가 된다는 말이다.

② 임자 갑진 임자 경자 (남자)

	시	일	월	년
오행	금	수	목	수
	庚	壬	甲	壬
운기	금	목	토	목
오행	수	수	토	수
	子	子	辰	子
운기	화	화	수	화

	木	火	土	金	水
사주	1		1	1	5
운기	2	3	1	1	1

- 사주로 목 1, 토 1, 금 1, 수 5이고, 운기로는 목 2, 화 3, 토 1, 금 1, 수 1이니 壬水가 木火를 생하는 태음인이다. 수기가 강하니 젊은 시절 이동운과 방황이 있었고, 후천적으로 목화가 강해지니 종교에 귀의하게 되었다. 실제로 이 사주의 주인은 스님이다.
- 수가 목화를 강하게 만들어내니, 脾胃를 보해야 한다.
- 오행을 역학적으로 볼때 수는 역마와 예술적 기질을 나타내며 위 사주와 같이 선천적(사주)으로 수가 5개이다가 후천적(운기)으로 볼때 하나로 줄어든다면, 나이 26세 전에는 역마가 동해서 이동운이 많다가 26세 이후에 많아지는 목화의 기운을 따라 정착하면서 종교 지도자로서 빛을 발한다고 볼 수 있다.

③ 을해 기묘 정해 경자 (남자)

	시	일	월	년
오행	금	화	토	목
	庚	丁	己	乙
운기	금	목	토	금
오행	수	수	목	수
	子	亥	卯	亥
운기	화	목	금	목

	木	火	土	金	水
사주	2	1	1	1	3
운기	3	1	1	3	

- 사주로 목 2, 화 1, 토 1, 금 1, 수 3이고, 운기로는 목 3, 화 1, 토 1,

금 3이니 亥水가 木金을 만드는 태음인이다.

- 이 사주는 전직 대통령으로 선천적으로는 조화를 이룬 사주였지만, 후천적(운기)으로 수가 없어지면서 목과 금이 함께 강해져서 대립하므로 화(心)와 소화기 계통(금) 질병을 조심해야 한다.
- 수(신장)는 선천지본으로 타고난 힘을 의미하는데, 위와 같이 후천적으로 없어지는 경우는, 극심한 스트레스나 환경적 요소로 인해 정기가 소모되었음을 의미하고, 만약에 여자라면 40대 이후에 자궁을 조심해야 한다.

④ 경진 정해 경오 임오 (남자)

	시	일	월	년
오행	수	금	화	금
	壬	庚	丁	庚
운기	목	금	목	금
오행	화	화	수	토
	午	午	亥	辰
운기	화	화	목	수

	木	火	土	金	水
사주		3	1	2	2
운기	3	2		2	1

- 사주로 화 3, 토 1, 금 2, 수 2이고, 운기로는 목 3, 화 2, 금 2, 수 1이니 화토수가 목을 만드는 태음인이다. 사주의 주인은 유명 코미디언으로 뚝심으로 한 길만 파는 스타일이며, 사주에 목이 없으므로

부족한 명예를 얻기 위해 노력하다가, 후천적으로 토가 없으므로 재복이 약해진다.

- 건강을 살펴보면,선천적으로 간(肝)이 약하다가 후천적으로 비위(脾胃[토])가 약해진다.
- 사주에 목이 없으면 명예에 대한 추구가 강하고, 사주에 화가 없다면 끈기가 부족하며, 사주에 토가 없으면 정이 없이 냉정하고, 사주에 금이 없으면 사교성이 부족하며, 사주에 수가 없으면 무뚝뚝하고 움직이는 것을 싫어한다.

⑤ 기유 기사 갑술 을해 (남자)

	시	일	월	년
오행	목	목	토	토
	乙	甲	己	己
운기	금	토	토	토
오행	수	토	화	금
	亥	戌	巳	酉
운기	목	수	목	금

	木	火	土	金	水
사주	2	1	3	1	1
운기	2		3	2	1

- 사주로 목 2, 화 1, 토 3, 금 1, 수 1이고, 운기로는 목 2, 토 3, 금 2, 수 1이니 巳火가 金을 만드는 태음인이다.
- 이 사주는 민간명의로 유명한 분인데, 지지에 진토를 제외하고 천

라지망을 이루고 있다.

- 천라지망이란 12지지중에서 진사와 술해를 말하는데, 사주에 이것이 2개 이상 있으면, 타고난 예민한 감각과 특이한 기질이 있어서, 역술이나 의술을 하거나 법조인이 된다고 한다.

⑥ 무오 무오 무오 무오 (남자)

	시	일	월	년
오행	토	토	토	토
	戊	戊	戊	戊
운기	화	화	화	화
오행	화	화	화	화
	午	午	午	午
운기	화	화	화	화

	木	火	土	金	水
사주		4	4		
운기		8			

- 사주로는 화 4, 토 4이고 – 운기로는 화가 8이니 토가 화를 만드는 태음인이다. 이 사주의 주인공은 중국 삼국지를 무대로 하는 장군이었다.
- 火의 기운이 극강하니 불같은 성격이지만, 태음인이니 사회적으로 맡은바 책임을 다하고 아우들에게는 인자하다.
- 비위(脾胃[토])와 신장(腎[수])를 많이 보해주어야 한다.
- 태음인은 인체의 경락 순서와 같은데 다른 체질에 비해서 책임감

과 사회성이 뛰어나다. 태양인은 묵묵하게 뒤에서 도와주고 소양인, 소음인등을 이끌어 나가는 기질이 있다.

⑦ 기묘 정묘 병신 계사 (남자)

	시	일	월	년
오행	수	화	화	토
	癸	丙	丁	己
운기	화	수	목	토

	시	일	월	년
오행	화	금	목	목
	巳	申	卯	卯
운기	목	화	금	금

	木	火	土	金	水
사주	2	3	1	1	1
운기	2	2	1	2	1

- 사주로 목 2, 화 3, 토 1, 금 1, 수 1이고, 운기로는 목 2, 화 2, 토 1, 금 2, 수 1이니 화가 금을 만드는 태음인이다(상대성 이론을 말한 과학자).
- 金火交易을 이루니 총명하다.
- 이 사주는 천간에 병화와 정화가 있는데, 지지 묘목의 지장간에 을목이 있으므로 천상삼기가 된다.
- 천상삼기는 고전에 나오는 뛰어난 인물을 상징하는데, 고전에는 을목, 병화, 정화가 순서대로 와야지만 천상삼기가 이루어 진다고 한다. 그러나, 필자의 소견으로는 순서와 무관하게 사주 원국에 지

장간을 포함해서 3개가 있으면 천상삼기 사주로 본다.

⑧ 신사 무술 갑오 정묘 (여자)

	시	일	월	년
오행	화	목	토	금
	丁	甲	戊	辛
운기	목	토	화	수
오행	목	화	토	화
	卯	午	戌	巳
운기	금	화	수	목

	木	火	土	金	水
사주	2	3	2	1	
운기	2	2	1	1	2

- 사주로 목 2, 화 3, 토 2, 금 1이고 운기로는 목 2, 화 2, 토 1, 금 1, 수 2이니 화토가 수를 만드는 태음인(동백아가씨의 여가수)이다.
- 선천적으로 약했던 신장(腎)이 강해진다.
- 이 사주는 선천적으로 수가 없으니, 예술에 대한 열망이 있고 국민적 여가수가 되었다.

⑨ 을해 계미 기미 갑자 (남자)

- 사주로 목 2, 토 3, 수 3이고, 운기로는 목 1, 화 2, 토 4, 금 1이니 수목이 토금을 만드는 태음인(조선시대 임금님)이다.

	시	일	월	년
오행	목	토	수	목
	甲	己	癸	乙
운기	토	토	화	금
오행	수	토	토	수
	子	未	未	亥
운기	화	토	토	목

	木	火	土	金	水
사주	2		3		3
운기	1	2	4	1	

● 사주에 화와 금이 없으므로 선천적으로 心肺가 약한데, 이런 경우에 화가 없어서 끈기가 약하고 화를 잘 내며 금이 없어서 남들의 말을 안 듣고 고집이 세므로 어릴때 유약하고 화를 잘 내는 성격이다.

⑩ 갑자 을해 병술 정유 (여자)

	시	일	월	년
오행	화	화	목	목
	丁	丙	乙	甲
운기	목	수	금	토
오행	금	토	수	수
	酉	戌	亥	子
운기	금	수	목	화

	木	火	土	金	水
사주	2	2	1	1	2
운기	2	1	1	2	2

- 사주로 목 2, 화 2, 토 1, 금 1, 수 2이고, 운기로는 목 2, 화 1, 토 1, 금 2, 수 2이니, 화가 금을 만드는 태음인(신사임당)
- 이 사주도 천간에 을목, 병화, 정화가 모두 있으니 천상삼기를 이루어서 아들(이율곡)의 이름이 빛난다.

⑪ 계묘 을묘 계사 정사 (남자)

	시	일	월	년
오행	화	수	목	수
	丁	癸	乙	癸
운기	목	화	금	화
오행	화	화	목	목
	巳	巳	卯	卯
운기	목	목	금	금

	木	火	土	金	水
사주	3	3			2
운기	3	2		3	

- 사주로 목 3, 화 3, 수 2로 되어 있는데, 운기로는 목 3, 화 2, 금 3이니 화수가 금을 만드는 태음인(조선시대 명재상)이다.
- 선천적으로 폐(肺)가 약하다가, 후천적으로 신장(腎)이 약해진다. 선천적으로나 후천적으로도 土가 없으니 비위(脾胃[토])가 약하고, 우유부단한 성격이다.
- 몸종 2명과 아내가 서로 자기 말이 맞다고 할때, 웃으면서 '니 말이 맞다.', '네 말도 맞다.', '당신 말도 맞소.'라는 유명한 일화가

전해지는데, 체질적으로 볼때 다정한 성격 때문이 아니라, 성격이 우유부단하고 다툼을 꺼려서 그랬을 것이다.

⑫ 신해 갑오 신미 경인 (남자)

	시	일	월	년
오행	금	금	목	금
	庚	辛	甲	辛
운기	금	수	토	수
오행	목	토	화	수
	寅	未	오	亥
운기	화	토	화	목

사주	2	1	1	3	1
	木	火	土	金	水
운기	1	2	2	1	2

- 사주로 목 2, 화 1, 토 1, 금 3, 수 1이고, 운기로는 목 1, 화 2, 토 2, 금 1, 수 2이니 목금이 火水를 만드는 태음인(≪우주변화의 원리≫)이다.
- 사주에 목과 금이 많으니 선천적으로 목과 금이 강하다가 운기로 화와 수가 많으니 후천적으로 화와 수가 강해진다.
- 이분이 쓴 ≪우주변화의 원리≫를 보면, 목과 금을 기존의 한의학계의 정설과 반대로 목은 폐, 금은 간으로 보았는데 중년에 아내를 폐암으로 잃었기에 혼동을 한 것 같으며, 그 외의 부분은 한의학계와 역학계에 많은 공헌을 하고 있다.

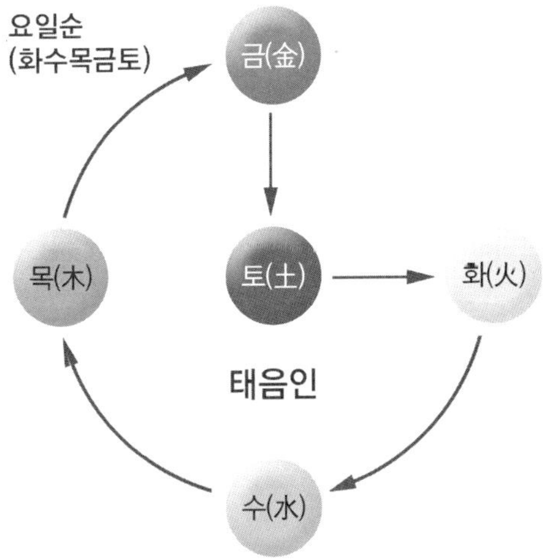

⑬ 임오 병오 정미 을사 (남자)

	시	일	월	년
오행	목	화	화	수
	乙	丁	丙	壬
운기	금	목	수	목
오행	화	토	화	화
	巳	未	午	午
운기	목	토	화	화

	木	火	土	金	水
사주	1	5	1		1
운기	3	2	1	1	1

● 사주로 목 1, 화 5, 토 1, 수 1이고, 운기로는 목 3, 화 2, 토 1, 금 1, 수 1이니 丁火가 木金을 만드는 태음인(≪목민심서≫의 저자)이다. 선천적으로 心(심장)이 강하고 肺(폐)가 약하다가, 후천적으로

간(肝)이 강해진다. 사주에 이렇게 화가 지나치게 강하면, 불같은 성격에 타협을 잘 안하므로, 젊어서 귀향을 갔고 거기에서 많은 책을 저술하였다.

- 이 사주도 천간에 을병정이 있는 천상삼기로 년간에 있는 임수가 조율을 해 주어서 건강하였다.

⑭ **병신 을미 정미 경술 (남자)**

- 사주로 목 1, 화2, 토 3, 금 2이고, 운기로는 목 1, 화 1, 토 2, 금 2, 수 2이니 화토가 수를 만드는 태음인(일반 남성)이다.

	시	일	월	년
오행	금	화	목	화
	庚	丁	乙	丙
운기	금	목	금	수
오행	토	토	토	금
	戊	未	未	申
운기	수	토	토	화

사주	1	2	3	2	
	木	火	土	金	水
운기	1	1	2	2	2

- 선천과 후천의 힘이 변함없는 금에게 금극목을 당하니, 목(肝)이 압박을 받아 정서적인 문제와 스트레스성 질환이 발생한다.
- 이 사주도 천상삼기이지만, 시간의 경금이 화의 기운을 억제하므로 금극목으로 목(간)이 힘들어지며 질병이 발생한다.

⑮ 갑인 신미 경술 정축 (남자)

	시	일	월	년
오행	화	금	금	목
	丁	庚	辛	甲
운기	목	금	수	토
오행	토	토	토	목
	丑	戌	未	寅
운기	토	수	토	화

	木	火	土	金	水
사주	2	1	3	2	
운기	1	1	3	1	2

● 사주로 목 2, 화 1, 토 3, 금 2이고, 운기로는 목 1, 화 1, 토 3, 금 1, 수 2이니 목금이 수를 만드는 태음인(심장질환 남성)이다.

목금이 화토의 방해에도 불구하고 수를 만들다가, 천간 임수대운과 지지 신유술 금대운에 먼저 토(위장)가 압박을 받은 후에 지지가 수대운으로 변하면서 심장(화)이 질환을 겪게 된다.

⑯ 무자 을축 계해 갑인 (여자)

	시	일	월	년
오행	목	수	목	토
	甲	癸	乙	戊
운기	토	화	금	화
오행	목	수	토	수
	寅	亥	丑	子
운기	화	목	토	화

	木	火	土	金	水
사주	3		2		3
운기	1	4	2	1	

- 사주로 목 3, 토 2, 수 3이고, 운기로는 목 1, 화 4, 토 2, 금 1이니 수목이 화금을 만드는 태음인(고혈압 여성)이다.
- 사주에 화와 금이 없다가 운기로 화가 4개나 생기니 심장과 폐가 점차 강해지면서 간과 비위가 압박을 받게 되는데, 강했던 신장(콩팥)도 약해지므로, 심신불교 [심장과 신장이 불균형을 이룸]로 고혈압과 간의 기능이 약화가 된다.

⑰ 기해 을해 무오 병진 (남자)

	시	일	월	년
오행	화	토	목	토
	丙	戊	乙	己
운기	수	화	금	토
오행	토	화	수	수
	辰	午	亥	亥
운기	수	화	목	목

	木	火	土	金	水
사주	1	2	3		2
운기	2	2	1	1	2

- 사주로 목 1, 화 2, 토 3, 수 2이고 운기로는 목 2, 화 2, 토 1, 금 1, 수 2이니 토가 목금을 만드는 태음인(당뇨병 남자)이다.
- 수화가 다투니 토의 세력이 약화되어서 당뇨가 발생한다. 여기서 수는 신장이고, 화는 심장을 뜻한다. 위의 경우에 당뇨병은 토수의 문제로 볼 수 있다.

(3) 소음인

① 을묘 경진 갑오 을해

- 사주로 목 4, 화 1, 토 1, 금 1, 수 1이고 운기로는 목 1, 화 1, 토 1, 금 4, 수 1이니 乙木이 金을 생하는 소음인(종교인)이다.
- 선천적으로 목이 강하니 어디 가나 대장을 해야 어울리고, 후천적으로 금이 많아져서 사람들과 함께 다니는 것을 좋아하며, 여러 사람에게 사랑을 베푸는 종교인이다. 선천적으로 肝이 강하다가 후천적으로 肺가 강해진다.

	시	일	월	년
오행	목	목	금	목
	乙	甲	庚	乙
운기	금	토	금	금
오행	수	화	토	목
	亥	午	辰	卯
운기	목	화	수	금

	木	火	土	金	水
사주	4	1	1	1	1
운기	1	1	1	4	1

- 태양인과 태음인은 대장을 해야 직성이 풀리는 성격으로 태음인은 목이, 태양인은 금이 강하다.

② 경술 을유 경자 무인 (남자)

	시	일	월	년
오행	토	금	목	금
	戊	庚	乙	庚
운기	화	금	금	금
오행	목	수	금	토
	寅	子	酉	戌
운기	화	화	금	수

	木	火	土	金	水
사주	2		2	3	1
운기		3		4	1

- 사주로 목 2, 토 2, 금 3, 수 1이고 운기로는 화 3, 금 4, 수 1이니 乙木이 火金를 생하는 소음인(성인)이다.
- 천간의 乙庚합 金국이 강하므로 사람들과 어울리는 것을 좋아하고,戊土와 戌土가 生金에 바쁘니 먹고사는 것에 불편함은 없었을 것이며, 寅시에 태어났으니 명예(木)가 후세에 전해진다.
- 전반적으로 몸이 약하고, 특히 肝과 脾胃가 약하다.
- 고전에 나오는 빛나는 사주중에서 천상삼기와 더불어서 지하삼기가 있는데, 천상삼기는 을병정이며, 지하삼기는 갑무경이다.

  위 사주는 천간에 무토와 경금이 있고, 시간 지지에 인목이 있는데, 인목안에 지장간으로 갑목이 있다. 따라서 후세에 이름을 남기게 된다.

③ 을묘 계미 병자 신묘 (남자)

	시	일	월	년
오행	금	화	수	목
	辛	丙	癸	乙
운기	수	수	화	금
오행	목	수	토	목
	卯	子	未	卯
운기	금	화	토	금

	木	火	土	金	水
사주	3	1	1	1	2
운기		2	1	3	2

- 사주로 목 3, 화 1, 토 1, 금 1, 수 2이고 운기로는 화 2, 토 1, 금 3, 수 2이니 목이 화금을 만드는 소음인(한국바둑의 대들보)이다. 선천적으로 강했던 肝(목)이 약해지고, 肺(폐)가 강해진다.
- 소음인은 꼼꼼하게 계산을 잘하는 성격이므로 이 사람은 앉아서 하는 바둑이 체질이다.

④ 을묘 정해 경신 정축 (남자)

	시	일	월	년
오행	화	금	화	목
	丁	庚	丁	乙
운기	목	금	목	금
오행	토	금	수	목
	丑	申	亥	卯
운기	토	화	목	금

	木	火	土	金	水
사주	2	2	1	2	1
운기	3	1	1	3	

- 사주로 목 2, 화 2, 토 1, 금 2, 수 1이고 운기로는 목 3, 화 1, 토 1, 금 3이니 亥水가 木을 만드는 소음인(자동차와 건설로 유명한 기업가) 화수가 목금을 만드는 소음인이기도 하다.
- 후천적으로 목금이 강해지고 수가 약해지니, 수와 중재하는 토(脾胃)의 조절이 필요하므로, 직업이 토수에 관련된 무역과 건설이다.

⑤ 기묘 병자 무인 갑인 (남자)

	시	일	월	년
오행	목	토	화	토
	甲	戊	丙	己
운기	토	화	수	토
오행	목	목	수	목
	寅	寅	子	卯
운기	화	화	화	금

	木	火	土	金	水
사주	4	1	2		1
운기		4	2	1	1

- 사주로 목 4, 화 1, 토 2, 수 1이고, 운기로는 화 4, 토 2, 금 1, 수 1이니 寅木이 火를 만드는 소음인(러시아의 혁명가)이다.
- 선천적으로 肺(금)이 약하고, 후천적으로 肝(목)이 약하다. 사주 천간에 갑목과 무토가 있고, 후천적으로 운기에서 경금이 오므로 지하삼기가 된다.

천상삼기인 을병정은 밝은 해와 보수적인 경향이고, 지하삼기인 갑무경은 달빛과 개혁적인 성향이므로, 위 사주는 구소련의 혁명을 주도했다.

⑥ 임진 임자 을미 병술 (남자)

	시	일	월	년
오행	화	목	수	수
	丙	乙	壬	壬
운기	수	금	목	목
오행	토	토	수	토
	戌	未	子	辰
운기	수	토	화	수

	木	火	土	金	水
사주	1	1	3		3
운기	2	1	1	1	3

- 사주로 목 1, 화 1, 토 3, 수 3이고, 운기로는 목 2, 화 1, 토 1, 금 1, 수 3이니 未土가 木金을 만드는 소음인(줄기세포의 한국 과학자)이다. 폐(肺)가 약했으나 후천적으로 건강해진다.
- 이 사주도 을목과 병정이 있고, 시간의 지지 술토안에 정화가 있으므로 천상삼기가 되는데, 임수가 너무 강해서 그 힘을 수극화로 억제하므로 적이 많으나 후세에 이름을 남긴다.

⑦ 무진 을축 기미 갑술 (남자)

- 사주로 목 2, 토 6이고, 운기로는 화 1, 토 4, 금 1, 수 2이니 丑土가 火水를 만드는 소음인(전직 대통령)이다.

	시	일	월	년
오행	목	토	목	토
	甲	己	乙	戊
운기	토	토	금	화
오행	토	토	토	토
	戌	未	丑	辰
운기	수	토	토	수

	木	火	土	金	水
사주	2		6		
운기		1	4	1	2

- 후천적으로 목(肝)이 없어지므로 간 질환을 조심해야 하고 지나치게 토(脾胃)가 많으므로 위장병도 조심해야 한다.

⑧ 계해 을축 병술 계사 (남자)

	시	일	월	년
오행	수	화	목	수
	癸	丙	乙	癸
운기	화	수	금	화
오행	화	토	토	수
	巳	戌	丑	亥
운기	목	수	토	목

	木	火	土	金	水
사주	1	2	2		3
운기	2	2	1	1	2

- 사주로 목 1, 화 2, 토 2, 수 3이고 운기로는 목 2, 화 2, 토 1, 금 1, 수 2이니 亥水가 木金을 만드는 소음인(전직 대통령)이다.
- 사주에는 금이 없다가 후천적으로 생기니 금극목으로 인한 간(肝)의 질병을 조심해야 한다.

⑨ 기해 임신 무진 정사 (남자)

	시	일	월	년
오행	화	토	수	토
	丁	戊	壬	己
운기	목	화	목	토
오행	화	토	금	수
	巳	辰	申	亥
운기	목	수	화	목

	木	火	土	金	水
사주		2	3	1	2
운기	4	2	1		1

- 사주로 화 2, 토 3, 금 1, 수 2이고 운기로는 목 4, 화 2, 토 1, 수 1이니 亥水가 木을 만드는 소음인(한국 유일의 수상 - 당시 한국은 의원내각제)이다.
- 선천적으로 토가 강하고 후천적으로 목이 강해지니, 肝(목)과 脾胃(토)를 조율해 주어야 한다.

⑩ 정해 신해 경신 을유 (여자)

	시	일	월	년
오행	목	금	금	화
	乙	庚	辛	丁
운기	금	금	수	목
오행	금	금	수	수
	酉	申	亥	亥
운기	금	화	목	목

사주	1	1		4	2
	木	火	土	金	水
운기	3	1		3	1

- 사주로 목 1, 화 1, 금 4, 수 2이자 운기로는 목 3, 화 1, 금 3, 수 1이니 금수가 목을 만드는 소음인(심장병 여아)이다.
- 사주와 운기로 토가 없으니, 위장이 약한데, 위장은 운화기능[전반적인 음식물 소화와 에너지 생산]을 담당하니 소화기능과 혈액순환에 문제가 있으며, 순환구조상 심장이 많은 압력을 받게 된다.

⑪ 갑술 병자 신사 기해 (여자)

- 사주로 목 1, 화 2, 토 2, 금 1, 수 2이고 운기로는 목 2, 화 1, 토 2, 수 3이니 화금이 수목을 만드는 소음인(뇌졸중 여성)이다. 토의 중재안에서 화금과 수목이 서로 대립하는데, 화금의 세력이 강해서 수목의 음기가 점차 약화되다가, 뇌까지 올라가는 수분의 상승작용이 부족하여 열이 상초를 침범하면서 뇌질환이 발병한다.

	시	일	월	년
오행	토	금	화	목
	己	辛	丙	甲
운기	토	수	수	토
오행	수	화	수	토
	亥	巳	子	戌
운기	목	목	화	수

	木	火	土	金	水
사주	1	2	2	1	2
운기	2	1	2		3

(4) 태양인

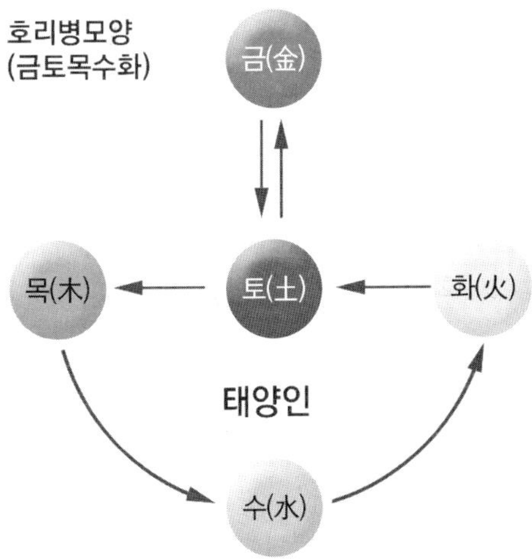

① 정사 신해 경신 무인 (남자)

	시	일	월	년
오행	토	금	금	화
	戊	庚	辛	丁
운기	화	금	수	목
오행	목	금	수	화
	寅	申	亥	巳
운기	화	화	목	목

	木	火	土	金	水
사주	1	2	1	3	1
운기	3	3		1	1

- 사주로 목 1, 화 2, 토 1, 금 3, 수 1이고 운기로는 목 3, 화 3, 금 1, 수 1이니 申金이 木火를 만드는 태양인(전직 대통령)이다.
- 후천적으로 토가 없어지니, 脾胃가 약하고 신경이 예민하다.

② 신미 신축 계유 무오 (남자)

	시	일	월	년
오행	토	수	금	금
	戊	癸	辛	辛
운기	화	화	수	수
오행	화	금	토	토
	午	酉	丑	未
운기	화	금	토	토

	木	火	土	金	水
사주		1	3	3	1
운기		3	2	1	2

- 사주로 화 1, 토 3, 금 3, 수 1이면서 운기로는 화 3, 토 2, 금 1, 수 2이니 辛金이 火水를 만드는 태양인(전직 대통령)이다.
  부족한 木(명예)에 대한 추구가 강하니 군인으로 성공하고 결국 대통령이 된다.

③ 병술 병신 무인 병진 (남자)

	시	일	월	년
오행	화	토	화	화
	丙	戊	丙	丙
운기	수	화	수	수
오행	토	목	금	토
	戌	寅	申	辰
운기	수	화	화	수

	木	火	土	金	水
사주	1	3	3	1	
운기		3			5

- 사주로 목 1, 화 3, 토 3, 금 1이고 운기로는 화 3, 수 5이니 丙火가 水를 만드는 태양인(전직 대통령)이다.
- 병화는 선천적으로는 화이지만, 운기로는 수의 기운으로 변하므로, 해양수산부장관을 거쳐서 대통령이 된 분이다.
  불같은 성미와 끈기있는 저력으로 많은 개혁을 하였고, 후천적으로 목토금이 없어지므로, 겉보기와 달리 몸이 약했다.

④ 무술 병진 신축 무자 (남자)

	시	일	월	년
오행	토	금	화	토
	戊	辛	丙	戊
운기	화	수	수	화
오행	수	토	토	토
	子	丑	辰	戌
운기	화	토	수	수

	木	火	土	金	水
사주		1	5	1	1
운기		3	1		4

- 사주로 화 1, 토 5, 금 1, 수 1이고, 운기로는 화 3, 토 1, 수 4이니 丑土가 火水를 만드는 태양인(과학자)이다.
  사주로도 운기로도 목이 없으니, 간이 약하고 창조정신과 명예욕이 강하다.

⑤ 정미 기유 병술 병신 (남자)

	시	일	월	년
오행	화	화	토	화
	丙	丙	己	丁
운기	수	수	토	목
오행	금	토	금	토
	申	戌	酉	未
운기	화	수	금	토

	木	火	土	金	水
사주		3	3	2	
운기	1	1	2	1	3

- 사주로 화 3, 토 3, 금 2이면서 운기로는 목 1, 화 1, 토 2, 금 1, 수 3이니 丙火가 水를 만드는 태양인(기업인)이다.
선천적으로 약했던 수목이 후천적으로 강해지니 건강하고, 원래 사주에 병정이 있고 태어난 년의 지지가 미토인데, 미토안에 을목을 포함하고 있으므로, 을병정 천상삼기가 성립하여 큰 사업가가 된다.

⑥ 무술 병진 신미 무술 (여자)

	시	일	월	년
오행	토	금	화	토
	戊	辛	丙	戊
운기	화	수	수	화
오행	토	토	토	토
	戌	未	辰	戌
운기	수	토	수	수

	木	火	土	金	水
사주		1	6	1	
운기		2	1		5

- 사주로 화 1, 토 6, 금 1이면서 운기로는 화 2, 토 1, 수 5이니 토금이 화수를 만드는 태양인(우울증 여성)이다.
- 사주로도 운기로도 목이 없으니 간이 약한데, 간은 정서를 담당하므로 정신적 스트레스에 약하며, 태양인이라서 상승하는 기운이 강하니 수화의 충돌안에 토가 괴로워서 위장도 약하다.

⑦ 신축 무술 계사 무오 (여자)

	시	일	월	년
오행	토	수	토	금
	戊	癸	戊	辛
운기	화	화	화	수
오행	화	화	토	토
	午	巳	戊	丑
운기	화	목	수	토

	木	火	土	金	水
사주		2	4	1	1
운기	1	4	1		2

- 사주로 화 2, 토 4, 금 1, 수 1이고, 운기로는 목 1, 화 4, 토 1, 수 2이니 토금이 화수를 만드는 태양인(척추암 여성)이다. 열이 많은 체질의 여성인데, 그 열을 조절하는 토(비위)가 힘이 든다.
- 중년 이후에 강한 화의 기운이 수를 압박하니 척추에 문제가 발생하였다.

(5) 양명인

① 정축 을사 임진 갑진 (남자)

- 사주로 목 2, 화 2, 토 3, 수 1이고 운기로는 목 3, 토 2, 금 1, 수 2이니 화토가 수목을 만드는 양명인(한글창제를 지휘한 조선 왕)이다.

	시	일	월	년
오행	목	수	목	화
	甲	壬	乙	丁
운기	토	목	금	목
오행	토	토	화	토
	辰	辰	巳	丑
운기	수	수	목	토

	木	火	土	金	水
사주	2	2	3		1
운기	3		2	1	2

- 사주에 금이 없고 운기적으로 화가 없으므로 선천적으로 폐(肺)가, 후천적으로 심장(心)이 약하다.

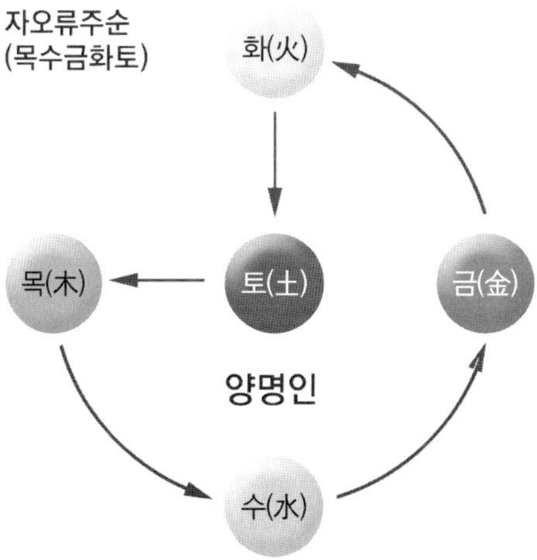

② 갑자 계유 계축 무오 (남자)

	시	일	월	년
오행	토	수	수	목
	戊	癸	癸	甲
운기	화	화	화	토
오행	화	토	금	수
	午	丑	酉	子
운기	화	토	금	화

사주	1	1	2	1	2
	木	火	土	金	水
운기		5	2	1	

- 사주로 목 1, 화 1, 토 2, 금 1, 수 3이면서 운기로는 화 5, 토 2, 금 1이니 癸水가 火를 만드는 양명인(미국 전직 대통령)이다.
  간(목)과 신장(수)이 약하다.
- 사주 천간에 갑목과 무토가 있고, 후천적으로 경금이 와서 지하삼기가 된다.

③ 갑술 갑술 갑술 갑술 (남자)

- 사주로 목 4, 토 4이면서 운기로는 토 4, 수 4이니 목이 수를 만드는 양명인(논개와 같은 사주의 조선의 왕)이다.
- 심신불교(心腎不交)와 간폐불화(肝肺不和)로 몸이 약하다. 4甲 사주로 타고난 재주가 많고, 사람을 인솔하는 능력이 좋다.
- 심신불교 : 심장(화)과 신장(수)이 조화를 못한다.

간폐불화 : 간(목)과 폐(금)가 불균형을 이룬다.

	시	일	월	년
오행	목	목	목	목
	甲	甲	甲	甲
운기	토	토	토	토
오행	토	토	토	토
	戊	戊	戊	戊
운기	수	수	수	수

	木	火	土	金	水
사주	4		4		
운기			4		4

④ 병술 갑오 신사 임진 (남자)

	시	일	월	년
오행	수	금	목	화
	壬	辛	甲	丙
운기	목	수	토	수
오행	토	화	화	토
	辰	巳	午	戌
운기	수	목	화	수

	木	火	土	金	水
사주	1	3	2	1	1
운기	2	1	1		4

- 사주로 목 1, 화 3, 토 2, 금 1, 수 1 이면서 운기로는 목 2, 화 1, 토 1, 수 4 이니 辰土가 水를 만드는 양명인(미국 전직 대통령)이다.

- 후천적으로 水가 강해지고 火가 약해지며 수화쟁투가 벌어지니 토(脾胃)에서 문제가 생긴다.

⑤ **을사 경진 경오 병오 (남자)**

	시	일	월	년
오행	화	금	금	목
	丙	庚	庚	乙
운기	수	금	금	금
오행	화	화	토	화
	午	午	辰	巳
운기	화	화	수	목

사주	1	4	1	2	
	木	火	土	金	水
운기	1	2		3	2

- 사주로 목 1, 화 4, 토 1, 금 2 이고 운기로는 목 1, 화 2, 금 3, 수 2이니 화토가 금수를 만드는 양명인(거북선의 조선시대 장군)이다. 후천적으로 금수가 강해지니 脾胃가 힘이 든다.
- 火大金小 陽明人

⑥ **병오 갑오 정사 신해 (남자)**

- 사주로 목 1, 화 5, 금 1, 수 1이고 운기로는 목 3, 화 2, 토 1, 수 2이니 화금이 목토수를 만드는 양명인이다.
- 사주는 선천적인 기운, 운기는 후천적인 기운이 강하므로 이 경우 어릴적에는 화가 지나치게 강한데 토는 없기 때문에 몸이 약했고, 중년 이후에는 건강하게 된다.

	시	일	월	년
오행	금	화	목	화
	辛	丁	甲	丙
운기	수	목	토	수
오행	수	화	화	화
	亥	巳	午	午
운기	목	목	화	화

	木	火	土	金	水
사주	1	5		1	1
운기	3	2	1		2

- 목화와 금수가 차이가 많을때는 토가 중재를 하는데, 토가 없이 한 쪽이 지나치게 강한 사주는 어릴때 잔병이 많다.

(6) 궐음인

① 병인 계사 신유 계사 (여자)

	시	일	월	년
오행	수	금	수	화
	癸	辛	癸	丙
운기	화	수	화	수
오행	화	금	화	목
	巳	酉	巳	寅
운기	목	금	목	화

	木	火	土	金	水
사주	1	3		2	2
운기	2	3		1	2

- 사주로 목 1, 화 3, 금 2, 수 2이면서 운기로는 목 2, 화 3, 금 1, 수 2 이니 금이 목을 만드는 궐음인(미국의 유명 여배우)이다.
  선천적으로나 후천적으로도 土가 없으니 情에 약하다.

② 신미 갑오 기미 기사 - (남자)

	시	일	월	년
오행	토	토	목	금
	己	己	甲	辛
운기	토	토	토	수
오행	화	토	화	토
	巳	未	午	未
운기	목	토	화	토

	木	火	土	金	水
사주	1	2	4	1	
운기	1	1	5		1

- 사주로 목 1, 화 2, 토 4, 금 1이자 운기로는 목 1, 화 1, 토 5, 수 1이니 화금이 수토를 만드는 궐음인(기흉 초기 남자)이다.
- 중2 때부터 갑자기 성장하여 키가 180cm가 넘었다. 선천적으로 腎(수)이 약하다가, 후천적으로 肺(금, 기흉)가 약해진다.
- 양명인은 心이 강하고 肺가 약한 체질이고, 궐음인은 肺가 강하고 心이 약한 체질이다.

세 번째 쉼터 – '전생과 환생'

- 어떤 사람은 신라시대의 공주였었는데, 뛰어난 여동생 때문에 여왕이 되지 못했었고, 인디언 추장을 거쳐서 조선중기에 사관으로 환생하였다. 그리고 현생에 강력한 대권주자로 두각을 나타내고 있다. 인디언 추장과 사관일 때 적이 많았기에 구설수는 있겠지만, 강직한 성품과 정도를 걷는 기질은 타고난 것이다.
- 어떤사람은 전생에 백제시대의 재상으로 당시에 아라비아 상인들과 많은 교류를 했었고, 프랑스와 노르웨이의 귀족으로 태어났었다가 조선후기에 육의전을 담당하는 관리였다. 그리고 현생에 대권후보가 되었다.
- 어떤사람은 아주 오래전에 이집트 파라오의 아들이었다. 파라오의 아들로 태어나서 많은 것을 누렸지만 본인보다 뛰어난 형이 있었기에 파라오가 되지는 못했다. 유럽 왕족과 중국 상인을 거쳐 조선 후기에 녹두장군으로 태어났다가 현생에 대권주자이다.
- 미국 대통령들의 전생은 주로 유럽의 명문세가 출신이지만 3명은 전생에 인디언 추장이었는데, 그중 한명이 현재의 미국 대통령이다.
- 이재에 밝고 감각이 뛰어난 사람들은 전생에 상인이거나 물적교류를 담당하는 부서에서 일했던 관리일 가능성이 많다.
- 이집트의 대표적인 3대 미녀는 우리에게 잘 알려진 클레오파트라, 투탕카문 왕의 장모였던 네페르티티, 제사장이며 가장 아름다웠다고 전해지는 아낙수아문이다.

그 중 클레오파트라와 아낙수아문은 유명 영화배우로 환생해 있다. 안젤리나 졸리와 제시카 알바가 그들이다.

- 사람에서 사람으로의 환생은 보통 300년에서 500년이 걸리며, 300년에서 500년의 사이사이 도중에는 동물이나 식물로 태어났다가 사람이 되는데, 스님이나 수도자, 성직자와 점성술사 등은 100년만에 환생하기도 하다. 착하게 순리대로 살아야 한다는 기준 아래에서 그러하다.
- 대부분 '필연'이다. 수행하는 사람들에게 천기를 거슬러서 역행해야 한다는 말이 있으나자연과 세상은 순환하며 흐른다. 따라서 역행하는 것이 아니라 순환하는 것이다.

  전에는 '우연'이 많은 줄 알았지만, 정해져 있는 '필연'일 수 있다는 생각이 든다. 어느 정도 이상의 깨달음만 얻으면 '입전수수'로 세상에 알리고 싶어진다. 그러나 그 후의 파장은 생각해 봤을까?
- 이야기 한토막

  고등학교 때 깨인 분에게 역사를 배운 60여명의 15세 학생들이 있었다. 그중 15명은 대학생때 운동권 활동을 했었고, 30여명은 진보적 성향을 가지게 되었다. 무려 45명이 생각이 바뀐 것이다. 수행의 파장은 더 클 수 있다. 그래서 수행하는 자는 산속에서 조용히 혼자 살아가야 한다고 쓰여 있는 책도 있다.

  물론 [죽은 시인의 사회] 같은 영화를 보면, 가끔은 억압적이고 권위적인 시대상을 민주적으로 바꾸는 밑바탕이 되기도 하다.

  스스로의 전생을 보고 세상의 흐름을 보기 시작한다면, 세상을 바꾸려 하기보다 안정적인 편안함을 위해 노력하는 것이 좋을 듯하다.

삼족오 : 흔히 삼족오를 고조선때부터 믿어오던 까마귀라고 한다. 그러나 다른 의미가 있다. 삼족오는 '3번의 삶을 사는 다리가 있는 새'라는 의미이며, 그것은 동양에서 불사조, 서양에서 피닉스라 불리우는 '봉황'이다. 전설에 봉황이 날개를 펴고 한번 날면 9만리(3만6천km)를 날아간다고 한다.

제4장

60갑자 일주 병약론과 운수

이 내용은 정경대님의 『의명학』과 역학서적(『사주첩경』, 『적천수천미』, 『삼명통회』)등에 나오는 질병관련부분을 참조하였다.

60갑자로 보는 병약론은 일주를 주로 보는데, 사람에 따라서는 년주(태어난 해)나 월주(태어난 월)로 대입해도 된다.

일주로 살펴본 60갑자 병약론은 사주로 허실을 판단하거나 5운6기의 운기학으로 판단한다.

사주로 허실을 판단한다는 것은, 예를 들어서 갑자년은 사주로 목과 수이므로, 목과 수와 관련된 간과 신장의 질병을 다루었다.

5운6기의 운기학으로 판단한다는 것은, 예를 들어서 계해년은 운기로 화와 목이므로, 화와 목을 극하는 금수의 기운을 불러온다고 보았다.

운수부분은 형충파해와 육친법 위주로 판단하였다.

예를 들어서 정사년의 경우에 인사신 삼형이므로 인신년에 고생을 한다는 식이다.

갑자순	갑자	을축	병인	정묘	무진	기사	경오	신미	임신	계유
갑술순	갑술	을해	병자	정축	무인	기묘	경진	신사	임오	계미
갑신순	갑신	을유	병술	정해	무자	기축	경인	신묘	임진	계사
갑오순	갑오	을미	병신	정유	무술	기해	경자	신축	임인	계묘
갑진순	갑진	을사	병오	정미	무신	기유	경술	신해	임자	계축
갑인순	갑인	을묘	병진	정사	무오	기미	경신	신유	임술	계해

갑자순	甲 乙 丙 丁 戊 己 庚 辛 壬 癸
	子 丑 寅 卯 辰 巳 午 未 申 酉

갑술순	甲 乙 丙 丁 戊 己 庚 辛 壬 癸
	戌 亥 子 丑 寅 卯 辰 巳 午 未

갑신순	甲 乙 丙 丁 戊 己 庚 辛 壬 癸
	申 酉 戌 亥 子 丑 寅 卯 辰 巳

갑오순	甲 乙 丙 丁 戊 己 庚 辛 壬 癸
	午 未 申 酉 戌 亥 子 丑 寅 卯

갑진순	甲 乙 丙 丁 戊 己 庚 辛 壬 癸
	辰 巳 午 未 申 酉 戌 亥 子 丑

갑인순	甲 乙 丙 丁 戊 己 庚 辛 壬 癸
	寅 卯 辰 巳 午 未 申 酉 戌 亥

(1) 갑자 (甲子)

질병예측 간경화(목), 편두통(간 경락), 자연유산(수), 산후통

운기 갑자는 운기로 토화이므로 상극되는 목수의 기운을 불러온다. 따라서 사주와 유사한 증상을 조심해야 한다.

운수 신자진년 ~ 해외 이사, 전출입, 공부

오년 ~~ 화재나 관재수

묘년 ~~ 이성 고민

유년 ~~ 수술, 사고

(2) 을축 (乙丑)

질병예측 간담 허약(목), 풍습으로 인한 관절염(토)

운기 을축은 운기로 금토이므로 극하는 화목의 기운을 불러온다. 따라서 혈압(화)이나 간 질환을 조심해야 한다.

운수 사유축년 ~ 신상에 변화

자년 ~~ 손재수, 학업 성취도 미약

오년 ~~ 이별수

묘년 ~~ 사고운

유년 ~~ 새로운 이성 만남

술, 미년 ~~ 관재수, 복통, 구설수

(3) 병인

● **질병예측** 간기울혈로 인한 화병, 강한 화기운이 폐를 쳐서 기관지염, 천식

●● **운기** 병인은 운기로 수화이므로 극하는 토수의 기운을 불러 위장병이나 자궁염증, 불임 등을 조심해야 한다.

●●● **운수** 인오술년 ~ 역마, 새로운 변화

자년 ~~ 인연을 만남 / 오년 ~~ 화재, 관재

묘년 ~~ 이직, 애정.직업운 좋음

유년 ~~ 사업운 기복 심함

사신년 ~~ 수술, 관재수

(4) 정묘

● **질병예측** 심장약화, 시력이상, 산후조리(간&혈)

●● **운기** 정묘는 운기로 목금이므로 금화의 기운을 불러온다. 따라서 폐질환이나 열병을 조심해야 한다.

●●● **운수** 해묘미년 ~ 호불호 애매함

자년 ~~ 손재수, 이사, 건강 유의 (수술)

오년 ~~ 인사이동, 유학

유년 ~~ 결혼, 이성 교제, 건강 유의 (수술)

(5) 무진

- **질병예측** 당뇨(토수), 습진(습열)
- **운기** 무진은 운기로 화수이므로 수토의 기운을 불러온다. 따라서 신장염증이나 위하수[위가 늘어남] 등을 주의해야 한다.
- **운수** 신자진년 ~ 이직, 재물복

  자년 ~~ 공부, 정체

  오년 ~~ 화재 조심, 구설수

  묘년 ~~ 새로운 사업 시작, 건강 조심

  유년 ~~ 손재수, 이성과 이별수

(6) 기사

- **질병예측** 혈압(화), 수액부족(건토), 변비 (건토)
- **운기** 기사는 운기로 토목이므로 목금의 기운을 불러온다. 따라서 간과 폐를 조심해야 한다.
- **운수** 사유축년 ~ 집안 경사, 여행

  해신년 ~~ 물 조심, 송사, 교통 사고 조심

  술년 ~~ 손재수, 신경과민

(7) 경오

- **질병예측** 폐나 기관지염(금), 축농증(금), 치질이나 생리불순(화)
- **운기** 경오는 운기로 금화이므로 화수의 기운을 불러온다.
  따라서 심장병이나 생리불순 등을 주의해야 한다.
- **운수** 인오술년 ~ 여행, 이직
  자년 ~~ 송사, 관재수, 구설수
  축년 ~~ 우울증, 손재수

(8) 신미

- **질병예측** 천식이나 폐염 (금)
- **운기** 신미는 운기로 수토이므로 토목의 기운을 불러온다. 따라서 스트레스성 위장 기능약화나 간 질환을 주의해야 한다.
- **운수** 해묘미년 ~ 도화, 여행
  자년 ~~ 도화, 구설수
  술년 ~~ 재복 좋음, 이성 만남 길하다.
  축년 ~~ 수술, 송사, 이별수

(9) 임신

- **질병예측** 위장병(토극수), 중풍(금수 불균형으로 인한 뇌일혈), 냉대하

운기 임신은 운기로 목화이므로 금수의 기운을 불러온다. 따라서 불임이나 성기능 장애 등을 조심해야 한다.

운수 신자진년 ~ 이민, 유학, 출가

인사년 ~~ 수술, 손재수, 관액 등

묘년 ~~ 우울증, 인재

(10) 계유

질병예측 신장염(수), 심장병(수극화)

운기 계유는 운기로 화금이니 수화의 기운을 불러온다. 따라서 방광의 염증이나 고혈압 등을 주의해야 한다.

운수 사유축년 ~ 이별, 새로운 만남

자년 ~~ 우울증, 손재수, 구설수

오년 ~~ 이성과의 만남, 건강 조심

묘년 ~~ 이별수, 관재수

(11) 갑술

질병예측 간담, 두통, 시력이상, 위장염

운기 갑술은 운기로 토수이므로 목토의 기운을 불러온다. 따라서 신경성 두통이나 위장병 등을 조심해야 한다.

운수 인오술년 ~ 원거리 여행, 생활의 변화

축진년 ~~ 복통, 수술, 관재수

자년 ~~ 송사

묘년 ~~ 손재 수, 이성의 배신

경진년 ~~ 천극지충으로 최악

(12) 을해

질병예측 수목응결로 풍질에 위장 약화, 산후조리 유의

운기 을해는 운기로 금목이므로 화금의 기운을 불러온다. 따라서 폐병이나 고혈압 등을 주의해야 한다.

운수 해묘미년 ~ 이사, 전직, 환경변화, 시집

자년 ~~ 이성운 좋음

사년 ~~ 관재수, 수술, 손재수

미년 ~~ 이별수 조심

(13) 병자

질병예측 체질 약화, 동상, 시력 감퇴, 심근경색, 신장병(조루)

운기 병자는 운기로 수화이므로 토수의 기운을 불러온다. 따라서 당뇨병이나 생리불순 등을 조심해야 한다.

운수 신자진년 ~ 해외출입, 이사

오년 ~~ 관재수, 화재

묘년 ~~ 도화살, 수술 가능성

유년 ~~ 이성고민, 전염병 주의

(14) 정축

● **질병예측** 냉습, 당뇨, 대장염, 음독

●● **운기** 정축은 운기로 목토이므로 금목의 기운을 불러온다. 따라서 금목을 조절하는 비위가 약해져서 위장병을 주의해야 한다.

●●● **운수** 사유축년 ~ 손재수, 구설수, 이민

미술년 ~~ 교통사고, 수술, 새로운 만남

오년 ~~ 이별수, (사업)새로운 시작

자년 ~~ 결혼운, 동업

(15) 무인

● **질병예측** 위장, 허리, 신장기능 약화, 불조심, 우울증 조심

●● **운기** 무인은 운기로 화화이므로 수의 기운을 불러온다. 따라서 신장 계통의 질병을 조심해야 한다.

●●● **운수** 인오술년 ~ 새로운 파트너쉽, 유학, 관직운

술년 ~~ 호사다마

신사년 ~~ 송사, 관재수

자년 ~~ 새로운 사랑, 이직

(16) 기묘

● **질병예측** 어릴 때 병약, 비위 약해서 복통, 위산과다, 소식이 바람직함

●● **운기** 운기로 기묘는 토금이므로 목화의 기운을 불러온다. 따라서 간 질환이나 고혈압 등을 조심해야 한다.

●●● **운수** 해묘미년 ~ 부부 합, 이별수

자년 ~~ 수술, 도화병

유년 ~~ 관재수, 구설수, 교통 사고 조심

(17) 경진

● **질병예측** 관절염 주의, 폐와 대장 관련 질병 조심

●● **운기** 경진은 운기로 금수이므로 화토의 기운을 불러온다. 따라서 심장병이나 위염 등을 주의해야 한다.

●●● **운수** 신자진년 ~ 이사, 이직, 유학

술년 ~~ 관재수, 이별수

해년 ~~ 우울증, 치매

유년 ~~ 손재수, 구설수

(18) 신사

● **질병예측** 맹장, 빈혈, 혈액질환

운기 신사는 운기로 수목이므로 토금의 기운을 불러온다. 따라서 폐질환이나 신장 기능의 약화를 주의해야 한다.

운수 사유축년 ~ 변동폭 많음, 시험운이나 사업운 약함

인신해년 ~ 수술, 교통 사고, 화재운

술년 ~~ 우울증, 이별수

오년 ~~ 이성과의 새로운 시작, 시험운 좋음

(19) 임오

질병예측 방광염, 유아기 야뇨증, 자궁질환

운기 임오는 운기로 목화이므로 금수의 기운을 불러온다. 따라서 폐질환과 신장염 등을 조심해야 한다.

운수 인오술년 ~ 이민, 유학, 이사

자년 ~~ 관재수, 수술, 신장 질병

묘년 ~~ 도화운, 이별수

축년 ~~ 화재, 신경예민, 비관

(20) 계미

질병예측 신장 결석, 방광염, 당뇨병

운기 계미는 운기로 화토이므로 수목의 기운을 불러온다. 따라서 고혈압이나 방광염, 생리불순 등을 주의해야 한다.

운수 해묘미년 ~ 직장 이동수, 이별수, 공부운

자오년 ~~ 도화살, 이직

인년 ~~ 우울증, 치매

축술년 ~~ 구설수, 수술, 이별수

(21) 갑신

질병예측 간경화, 심장병, 두통, 근육통, 발목인대 부상

운기 갑신은 운기로 토화이므로 목수의 기운을 불러온다. 따라서 간의 질환이나 불임 등을 주의해야 한다.

운수 자진년 ~ 타향살이, 이사, 직장 스트레스

인사년 ~~ 교통 사고, 관재수, 수술

자년 ~~ 심리적 변화, 공부운

오년 ~~ 이직, 이별수

묘년 ~~ 도화운, 유학

(22) 을유

질병예측 금목상쟁으로 간 이상, 두통, 시력감퇴

운기 을유는 운기로 금금이므로 화의 기운을 불러온다. 따라서 열병이나 심장병 등을 주의해야 한다.

운수 사유축년 ~ 관재수, 금전 손해, 이별수

자년 ~~ 신경쇠약, 위장 장애

오년 ~~ 직장 변동수, 유학운

묘년 ~~ 관재수, 부부궁 안 좋음, 경쟁상대 출현

(23) 병술

● 질병예측 고혈압, 중풍, 당뇨병

●● 운기 병술은 운기로 수수이므로 토의 기운을 불러와서 위장 계통의 질병이나 스트레스성 두통을 조심해야 한다.

●●● 운수 인오술년 ~ 먼곳으로의 여행, 전근, 이사

축진년 ~~ 관재수, 믿었던 이의 배신, 수술

사년 ~~ 우울증, 이별수

묘년 ~~ 인연과의 만남

자년 ~~ 새로 시작하는 만남, 동업

(24) 정해

● 질병예측 동상, 비뇨기질환, 시력 장애

●● 운기 정해는 운기로 목목이므로 금의 기운을 불러온다. 따라서 폐질환이나 생리불순 등을 조심해야 한다.

●●● 운수 해묘미년 ~ 승진, 유학, 이민

사년 ~~ 관재수, 부부 이별수, 사고운

진년 ~~ 손재수, 우울증

(25) 무자

질병예측 경기(쉽게 놀람), 디스크, 녹내장

운기 무자는 운기로 화화이므로 수의 기운을 불러온다. 따라서 불임이나 방광염, 조루 등을 조심해야 한다.

운수 신자진년 ~ 백년가약, 금전운 좋음, 유학, 이민

오년 ~~ 관재수, 화재운

묘년 ~~ 수술, 손재수

유년 ~~ 이성간의 갈등, 의외의 재물운

(26) 기축

질병예측 숙취와 과음으로 인한 위장염, 우울증

운기 기축은 운기로 토토이므로 목의 기운을 불러와서 녹내장 · 백내장 등 시력문제나 간염 등을 주의해야 한다.

운수 사유축년 ~ 여행, 유학, 추락이나 교통 사고

자년 ~~ 결혼, 이직, 유학

오년 ~~ 신경쇠약, 처나 장모와의 갈등, 여행

미술년 ~~ 구설수, 학업 성취도 좋음

묘년 ~~ 승진, 동업후 손재수

유년 ~~ 각종 사고, 시험운 좋음, 유학

(27) 경인

● **질병예측** 치질이나 맹장, 폐질환, 조루, 냉대하

● **운기** 경인은 운기로 금화이므로 화수의 기운을 불러온다. 따라서 위장병이나 당뇨 등을 조심해야 한다.

● **운수** 인오술년 ~ 새로운 시작, 직장 이동수, 유학

자년 ~~ 이별수, 이민

묘년 ~~ 이성과 연관된 손재수, 동업

신사년 ~~ 송사, 수술, 친구의 배신

(28) 신묘

● **질병예측** 관절염, 간암, 냉병

● **운기** 신묘는 운기로 수금이므로 토화의 기운을 불러온다. 따라서 위장병이나 심장병을 주의해야 한다.

● **운수** 해묘미년 ~ 건강 조심, 기후 이상, 의외의 수입이나 지출

자년 ~~ 수술운, 각종 사고 조심, 삼각관계

오년 ~~ 이혼수, 손재수

유년 ~~ 이직, 실업, 유학

(29) 임진

질병예측 풍습으로 인한 디스크, 당뇨병, 비뇨기과 질환

운기 임진은 운기로 목수이므로 금토의 기운을 불러온다. 따라서 폐질환이나 스트레스성 위염 등을 조심해야 한다.

운수 신자진년 ~ 수술 걱정, 집안 일로 이직이나 이사
술년 ~~ 관재수, 송사, 시험운 좋음
해년 ~~ 우울증, 재산 손해봄

(30) 계사

질병예측 야뇨증, 비뇨계통 질환

운기 계사는 운기로 화목이므로 수금의 기운을 불러온다. 따라서 신장의 기능 약화나 기관지 천식 등을 조심해야 한다.

운수 사유축년 ~ 인사이동 손해, 재판이나 문서운 안 좋음
인해년 ~ 수술수, 관재수, 이동운 강함
술년 ~~ 신경쇠약과 건강 조심
자년 ~~ 이별수, 학업운 좋음
오년 ~~ 도화로 인한 인연이 이어짐

(31) 갑오

질병예측 간담병, 음주 조심, 화상

운기 갑오는 운기로 토화이므로 목수의 기운을 불러온다. 따라서 간 질환이나 불임 등을 조심해야 한다.

운수 인오술년 ~ 승진, 역마, 이사

자년 ~~ 송사, 구설수

축년 ~~ 우울증, 교통 사고

(32) 을미

질병예측 흰머리(새치), 어려서 잔병, 스트레스성 위장염

운기 을미는 운기로 금토이므로 화목의 기운을 불러온다. 따라서 심장병이나 시력 약화를 조심해야 한다.

운수 해묘미년 ~ 이직, 유학, 기도

자년 ~~ 이별수, 이직

축술년 ~ 복통, 개종, 송사

인년 ~~ 우울증, 새로운 만남

(33) 병신

질병예측 심장병, 백내장

운기 병신은 운기로 수화이므로 토수의 기운을 불러온다. 따라서 위장병이나 당뇨를 주의해야 한다.

운수 신자진년 ~ 유학, 이민, 재혼

인사년 ~~ 수술수, 관재수, 손재수

묘년 ~~ 재혼, 횡재수

유년 ~~ 이별수

오년 ~~ 송사, 동업 실패

(34) 정유

질병예측 시력감퇴, 녹내장, 심근경색

운기 정유는 운기로 목금이므로 금화의 기운을 불러온다. 따라서 열병이나 위장 기능 약화를 조심해야 한다.

운수 사유축년 ~ 의외의 성과, 혼인, 횡재수

자년 ~~ 투자 길흉반반, 이직, 이혼

묘년 ~~ 고부갈등, 손재수, 구설수

오년 ~~ 관재수, 재물 손실

(35) 무술

질병예측 방광염, 당뇨병, 혈압 이상

운기 무술은 운기로 화수이므로 수토의 기운을 불러온다. 따라서 당뇨병이나 생리불순 등을 주의해야 한다.

운수 인오술년 ~ 학업변동, 직장 이동수, 혼인

진축년 ~~ 길흉반반, 구설수, 악재

자년 ~~ 여자로 인한 손재수, 이별수

묘년 ~~ 연하와 교제

유년 ~~ 동업, 새로운 시작

(36) 기해

● **질병예측** 요통, 장염, 소화불량으로 인한 질병

●● **운기** 기해는 운기로 토목이므로 목금의 기운을 불러온다. 따라서 간염이나 폐 질환 등을 조심해야 한다.

●●● **운수** 해묘미년 ~ 횡재수, 인사이동, 관재수

자년 ~~ 동업, 이직

오년 ~~ 새로운 만남, 재혼

유년 ~~ 건강 약화, 유학

사년 ~~ 부부갈등, 승진, 이민

(37) 경자

● **질병예측** 물놀이 사고, 불감증, 교통 사고, 우울증

●● **운기** 경자는 운기로 금화이므로 화수의 기운을 불러온다. 따라서 심장병이나 방광염 등을 조심해야 한다.

●●● **운수** 신자진년 ~ 이별수, 경기(아이가 잘 놀람)

오년 ~~ 이직, 유학, 교통 사고

묘년 ~~ 횡재수, 새로운 시작(사업)

유년 ~~ 손재수, 이별수, 이혼

(38) 신축

질병예측 화상, 대장염, 냉방병

운기 신축은 운기로 수토이므로 토목의 기운을 불러온다. 따라서 위장병이나 간 질환을 조심해야 한다.

운수 사유축년 ~ 여행, 이직, 유학

자년 ~~ 중매, 승진, 유학

오년 ~~ 이별수, 동업

묘년 ~~ 교통 사고, 관재수, 원거리 여행

(39) 임인

질병예측 폐병을 주의, 전반적으로 건강

운기 임인은 운기로 목화이므로 금수의 기운을 불러온다. 따라서 폐 질환이나 신장 기능 약화를 조심해야 한다.

운수 인오술년 ~ 승진, 경사 (집안 일)

자년 ~~ 재혼, 재물복

묘년 ~~ 도화운

사신년 ~~ 사고, 화재, 수술

해년 ~~ 이별수, 새로운 만남

(40) 계묘

● **질병예측** 노년 중풍, 위장병, 냉병

●● **운기** 계묘는 운기로 화금이므로 수화의 기운을 불러온다. 따라서 불임이나 고혈압 등을 조심해야 한다.

●●● **운수** 해묘미년 ~ 역마로 인한 출가, 가출

자년 ~~ 도화살, 송사, 사고

유년 ~~ 구설수, 손재수

(41) 갑진

● **질병예측** 사고, 간질병, 관절염, 산후풍, 유산

●● **운기** 갑진은 운기로 토수이므로 목토의 기운을 불러온다. 따라서 간염이나 신경성 위장 장애 등을 조심해야 한다.

●●● **운수** 신자진년 ~ 역마, 유학, 이민

경술년 ~~ 천극지충으로 사고

기묘년 ~~ 손재수, 횡재운

축년 ~~ 이별수, 재혼

오년 ~~ 유학, 승진

(42) 을사

질병예측 두통, 간담병, 심한 우울증

운기 을사는 운기로 금목이므로 화금의 기운을 불러온다. 따라서 고혈압이나 폐질환을 주의해야 한다.

운수 사유축년 ~ 이사, 이직, 동업 실패

인신년 ~~ 사고, 손재수, 송사

술년 ~~ 우울증, 이별수

자년 ~~ 새로운 만남, 재혼

오년 ~~ 횡재수, 유학, 동업

(43) 병오

질병예측 안과 질환, 폐렴

운기 병오는 운기로 수화이므로 토수의 기운을 불러온다. 따라서 당뇨병이나 생리불순 등을 조심해야 한다.

운수 인오술년 ~ 승진, 임신, 이사

자년 ~~ 사고, 손재수, 이별수

묘년 ~~ 송사, 친구의 배신

축년 ~~ 수술, 교통 사고, 새로운 만남

(44) 정미

질병예측 기관지염, 저혈압

운기 운기로 정미는 목토이므로 금목의 기운을 불러온다. 따라서 기관지 염증이나 간염 등을 주의해야 한다.

운수 해묘미년 ~ 횡재수, 이민, 학업운 좋음

축술년 ~~ 이별수, 관재수, 수술

자년 ~~ 행운, 재혼

오년 ~~ 결혼, 승진

유년 ~~ 재물복, 이사, 동업

(45) 무신

질병예측 요통, 결석, 다이어트

운기 무신은 운기로 화화이므로 수의 기운을 불러온다. 따라서 불임이나 방광염 등을 조심해야 한다.

운수 신자진년 ~ 손재수, 이사, 이직

오년 ~~ 관재수, 동업 실패

묘년 ~~ 도화운, 승진

인사년 ~~ 이직, 손재수, 가정 불화

(46) 기유

질병예측 위하수, 간질환, 잘 놀람(경기)

운기 기유는 운기로 토금이므로 목화의 기운을 불러온다. 따라서 간 질환이나 심장병 등을 조심해야 한다.

운수 사유축년 ~ 인사이동, 여행, 이혼

자년 ~~ 우울증, 유학

묘년 ~~ 사고, 관재수, 신경성 장염

인년 ~~ 친구의 배신, 손재수, 구설수

(47) 경술

질병예측 노년에 당뇨나 고혈압

운기 경술은 금수이므로 운기로 화토를 불러온다. 그러므로 고혈압이나 위장병을 조심해야 한다.

운수 인오술년 ~ 화병, 우울증, 이사, 유학, 구설수

자년 ~~ 혼인, 동업

진축년 ~~ 이민, 송사, 구설수

묘년 ~~ 재혼, 새로운 만남, 동업

유년 ~~ 책 출간, 사업 파트너 제안

(48) 신해

질병예측 생리통, 냉병, 천식

운기 신해는 운기로 수목이므로 토금의 기운을 불러온다. 그러므로 위장 기능 약화나 폐병을 조심해야 한다.

운수 해묘미년 ~ 과음 주의, 여행, 이직

자년 ~~ 의외의 손재수, 승진운

축년 ~~ 재물복, 동업

오년 ~~ 혼인, 학업운 좋음

유년 ~~ 부부 금술, 고부갈등, 이사

(49) 임자

질병예측 고혈압, 중풍, 계절병

운기 임자는 운기로 목화이므로 금수의 기운을 불러온다. 따라서 폐병과 불임 등을 조심해야 한다.

운수 신자진년 ~ 역마, 유학, 동업운

오년 ~~ 사고 조심, 인사이동

묘년 ~~ 책 출판, 임신

(50) 계축

질병예측 위장병, 흉터, 장염

운기 계축은 운기로 화토이므로 수목의 기운을 불러온다. 따라서 성기능 장애나 시력 약화를 조심해야 한다.

운수 사유축년 ~ 이사, 동업, 승진

술미년 ~~ 관재수, 구설수, 사고

자년 ~~ 재혼, 동업, 이직

오년 ~~ 이사, 관재수

(51) 갑인

질병예측 위장병, 우울증, 흉터

운기 갑인은 운기로 토화이므로 목수의 기운을 불러온다. 따라서 간 질환이나 생리불순 등을 조심해야 한다.

운수 인오술년 ~ 창업, 임신, 출판업

자년 ~~ 혼인, 유학

묘년 ~~ 동업 실패, 손재수

사신년 ~~ 교통 사고, 이별수

유년 ~~ 부부 갈등, 이직

(52) 을묘

질병예측 신경통, 생리불순, 폐렴

운기 을묘는 운기로 금금이므로 화의 기운을 불러온다. 따라서 고혈압이나 심장병을 주의해야 한다.

운수 해묘미년 ~ 승진, 유학, 파견 근무

자년 ~~ 이별수, 수술

오년 ~~ 새로운 만남, 동업운

유년 ~~ 관재수, 사고운

(53) 병진

질병예측 고혈압, 백내장, 당뇨병

운기 병진은 운기로 수수이므로 토의 기운을 불러온다. 따라서 위장병이나 신경성 두통 등을 조심해야 한다.

운수 신자진년 ~ 이직, 이별수, 여행

축술년 ~~ 자식과 불화, 구설수

오년 ~~ 이사, 이직, 별거

묘년 ~~ 새로운 사업 시작, 이별수

(54) 정사

질병예측 수액부족으로 인한 변비나 치질, 울화병

운기 정사는 운기로 목목이므로 금의 기운을 불러온다. 따라서 폐 질환을 조심해야 한다.

운수 사유축년 ~ 원거리 여행, 이직, 이별수

자년 ~~ 혼인, 사업 시작

인신년 ~~ 삼형살, 사고운, 가정 불안

오년 ~~ 도화운, 동업

술년 ~~ 유학, 여행, 창업, 우울증, 이별수

(55) 무오

- **질병예측** 노년에 고혈압이나 당뇨 조심
- **운기** 무오는 운기로 화화이므로 수의 기운을 불러온다. 따라서 신장염증이나 불임 등을 조심해야 한다.
- **운수** 인오술년 ~ 유학, 이민, 우울증

자년 ~~ 동업, 이별수, 새로운 만남

묘년 ~~ 건강 주의, 손재수

(56) 기미

- **질병예측** 간질환, 비뇨기 질환
- **운기** 기미는 운기로 토토이므로 목의 기운을 불러온다. 따라서 간질환이나 시력이상을 조심해야 한다.
- **운수** 해묘미년 ~ 승진, 유학, 이직

자년 ~~ 이별수, 구설수, 창업

오년 ~~ 새로운 만남, 동업자

유년 ~~ 임신과 출산, 유학, 횡재수

축술년 ~~ 사고, 관재수

(57) 경신

질병예측 냉병 주의, 우울증, 생리통

운기 경신은 운기로 금화이므로 화수의 기운을 불러온다. 따라서 심장병이나 생리불순을 주의해야 한다.

운수 신자진년 ~ 손재수, 이별수, 이직

인사년 ~~ 수술, 관재수

오년 ~~ 동업 제안, 승진 유보, 창업

축년 ~~ 이사, 승진

(58) 신유

질병예측 간담병, 녹내장, 천식

운기 신유는 운기로 수금이므로 토화의 기운을 불러온다. 따라서 위염이나 고혈압을 조심해야 한다.

운수 사유축년 ~ 부부 갈등, 유학

자년 ~~ 횡재수, 이별수

묘년 ~~ 관재수, 이별수, 교통 사고운

오년 ~~ 우울증, 불면증

(59) 임술

질병예측 결석, 당뇨병, 고혈압

운기 임술은 운기로 목수이므로 금토의 기운을 불러온다. 따라서 폐 질환이나 스트레스성 위염을 조심해야 한다.

운수 인오술년 ~ 혼인, 경사, 승진

자년 ~~ 시험운 좋음, 새로운 만남

묘년 ~~ 도화운, 연애는 길함

축진년 ~~ 사고운, 수술, 구설수

(60) 계해

질병예측 난시나 근시 주의, 스트레스로 인한 장염

운기 계해는 운기로 화목이므로 수금의 기운을 유발하므로 생식 관련 질병이나 폐의 염증을 조심해야 한다.

운수 해묘미년 ~ 이사, 이직, 승진

자년 ~~ 유학, 이별수

오년 ~~ 새로운 만남, 승진

유년 ~~ 관재수, 동업운

네 번째 쉼터 – '우주와 지구, 그리고 인연'

지구의 나이는 45~46억년, 우주 나이는 150억년이라고 한다.
그러나 실제로는 3배 정도의 차이가 있어서, 지구의 나이는 135억년이고, 지구가 속한 태양계의 나이는 436억년 이상이다.
그리고 블랙홀은 다른 별이나 행성을 흡수하는 것 이외에 다른 태양계로 이동하는 통로이기도 한다.
지구멸망에 대한 뜬금없는 루머들이 난무하다.
현재 지구의 인구는 65억 정도라고 하는데, 80억까지 늘어나다가 한번 감소를 하고, 111억이 되면 지구가 다른 삶을 살 수도 있다.

위의 근거는 2진법의 계산이다.
현재 인구인 65억은 1의 자리에 2의 0승을 곱하고 5×1 = 5
십의 자리에 2를 곱하면 6×2 = 12
둘을 더하면 17이 되어서 주역의 64괘 중에 택뢰수가 된다.
111억은 같은 방법으로 하면 4 + 2 + 1 = 7 로 64괘 중에서 7번은 '지수사'로 새로운 가르침을 받는다는 의미가 된다.

'인연'

『범망경(梵網經)』에서는 인연을 아래와 같이 겁으로 표현한다.

- 1천겁은 한 나라에 태어나고,
- 2천겁은 하루동안 길을 동행하며,

- 3천겁은 하룻밤을 한 집에서 잔다.
- 4천겁은 한 민족으로 태어나고,
- 5천겁은 한 동네에 태어나며,
- 6천겁은 하룻밤을 같이 잔다.
- 7천겁은 부부가 되고,
- 8천겁은 부모와 자식이 되며,
- 9천겁은 형제 자매가 된다.
- 그리고 1만겁은 스승과 제자 사이가 된다고 한다.

시간으로 말해서 귀한 인연을 일기일회(一期一回)라고 하며 순환한다.

* 겁 : 하나의 바위가 몇십년동안 잘게 부수어져서 돌맹이가 되고, 그것이 몇백년의 세월의 거쳐서 모래가 되며, 그 모래가 다시 몇천년을 거쳐서 먼지가 되면 그것을 1겁이라고 한다.

① 옷깃 한번 스친 인연 5백겁(생)인연

그냥 스치는 게 아니라는 뜻이며, 삶의 의미를 아는 사람은 적어도 옷깃 스치는 인연을 귀하게 여긴다. 그렇다고 그 인연에 얽매이는 것은 아니겠지.

② 부부 인연 7천겁(생)인연

이혼하면 남남으로 갈리기 때문에 자식 인연보다 적고,

③ 부모 자식 인연 8천겁(생)인연

④ 형제자매 인연 9천겁(생)인연

한 태 안에서 태어나는 인연이 크다.

⑤ 스승 제자 인연 1만겁(생)인연

세상에서 참으로 귀한 인연이며, 비인부전은 인연이 아니면 전수하지 않는다는 의미이다. 육신은 부모가 나아주지만 마음이 새로 눈을 뜨게 하는 데에는 스승의 가르침이 필요하기 때문이다.

● 과거 인연의 내용은

첫째, 은인이 되어 서로 은혜를 보답하기 위한 인연이거나,

둘째, 빚쟁이가 되어 서로 빚을 받으러 온 인연이다.

앞의 경우는 존경과 자비심이고 뒤의 경우는 불화와 증오심일텐데, 중요한 것은 은인이든 빚쟁이든 간에 금생(현재 세상)에 모두 청산을 하고 다음 생까지는 연장하지 않는다는 각오가 필요하다.

● 인간의 조그만 생각들 ~

세상엔 수많은 인연이 존재한다.

호(好)연도 악(惡)연도 어차피 인(因)연이겠지.

누가 인연을 주재하며 ~

언제부터 나의 인연은 시작되었고 ~

어디로 이어지며 ~

무엇을 위해 연을 이어야 하고 ~

어떻게 호연으로 만들며 ~

인연은 왜 존재할까?

네 번째 쉼터 – '중국의 4대 미녀'

서시(西施) – "침어(沈魚)"

서시의 미모에 물고기가 헤엄치는 것조차 잊은 채 물밑으로 가라앉았다.

왕소군(王昭君) – "낙안(落雁)"

왕소군의 미모에 기러기가 날개짓 하는 것조차 잊은 채 땅으로 떨어졌다."

초선(貂蟬) – "폐월(閉月)"

초선의 미모에 달도 부끄러워서 구름 사이로 숨어 버렸다.

양귀비(楊貴妃) – 수화(羞花)

양귀비의 미모에 꽃도 부끄러워서 고개를 숙였다.

중국에서 미인을 표현하는 대표적인 어휘가 있으니 그것이 바로 "침어낙안(沈魚落雁) 폐월수화(閉月羞花)"이다. 그 중에서 각각 "침어(沈魚)", "낙안(落雁)", "폐월(閉月)", "수화(羞花)"의 대명사격인, 4명의 여인을 골랐으니 이들을 일컬어 '중국 4대미인'이라 칭하였다.

아쉽게 4대미인에서 탈락한 미녀가 바로 조비연(趙飛燕)이다.

대신 그녀를 지칭할 때는 항상 4대 미인의 한 사람인 양귀비와 더불어 거론된다.
바로 "연수환비(燕瘦環肥)"라는 성어인데 그 뜻은 다음과 같다.

조비연(趙飛燕)은 말랐으나[瘦] 미인이었고, 양귀비[본명:양옥환(楊玉環)]는 뚱뚱했으나[肥] 미인이였다.
또한 흔히 일컬어 조비연(趙飛燕)은 날씬한 미인의 대명사로 임풍양류(臨風楊柳)형 미인, 양귀비(楊貴妃)는 풍만한 미인의 대명사로 부귀모란(富貴牡丹)형 미인이라 한다.

제5장

고금 질병론

1 고서에 나온 질병론

(1) 건강한 사주

사주(원국)에 오행이 골고루 있는 사주
일반적으로 남자는 목화가 적당히 강하고, 여자는 금수가 적당히 강한 사주

(2) 허실(虛實)

허(虛)란 부족하거나 극을 많이 당하는 것을 말한다. 실은 지나치게 많거나 극을 하는 것을 말한다.

가. 乙卯木(간장)과 甲寅木(쓸개膽)의 병증

- **다즉병** 지나치게 많을 때 간담이나 비위병(목극토)을 유발
- **무즉병** 사주 원국에 없으나 운기로 생성되는 것이 지나칠 때 간담에 병이 발생

나. 丁巳火(심장心臟)과 丙午火(소장小腸)의 허실

● **다즉병** 지나치게 많을 때 심장, 소장이나 폐, 대장병(화극금)을 유발

●● **무즉병** 사주 원국에 없으나 운기로 생성되는 것이 지나칠 때 심장, 소장에 병이 발생

다. 己丑未土(비장脾臟)과 戊辰戌土(위장胃臟)의 허실

● **다즉병** 지나치게 많을 때 비위나 신장, 방광병(토극수)을 유발

●● **무즉병** 사주 원국에 없으나 운기로 생성되는 것이 지나칠 때 비위에 병이 발생

라. 辛酉金(폐장肺臟)과 庚申金(대장大臟)의 허실

● **다즉병** 지나치게 많을 때 폐, 대장이나 간담병(금극목)을 유발

●● **무즉병** 사주 원국에 없으나 운기로 생성되는 것이 지나칠 때 폐·대장에 병이 발생

마. 癸亥水(신장腎臟)과 壬子水(방광膀胱)의 허실

● **다즉병** 지나치게 많을 때 신장·방광이나 심장·소장(수극화)병을 유발

●● **무즉병** 사주 원국에 없으나 운기로 생성되는 것이 지나칠 때 신장, 방광에 병이 발생

※ 많다는 것은 3개 이상, 무는 없는 것을 의미한다.

(3) 운로와 질병

- 사주(원국)과 같은 60갑자가 대운이나 세운에서 오면 발병하기 쉽다.

  예) 갑자년생이 갑자대운이나 갑자세운을 만날 때

- 전극에서 (+)는 같은 (+)를 서로 밀어내는 것과 비슷한 이치

⁂ 脾胃에 병이 생기는 경우

(1) 토가 아주 많거나 전혀 없는 경우

(2) 목이 너무 많아서 목극토가 되는 경우

(3) 수가 너무 강해서 토극수가 되지 못하는 경우

(4) 수화상쟁이 심해서 중재하기 힘든 경우

(5) 목은 강하고 금은 약해서 토생금으로 세력이 약해지는 경우

(6) 기타

2 질병의 판단(삼명통회)

목이 강하거나 약할 때, 금극목을 당할 때, 사주에 수가 없을 때는 간담병이 발생한다.

화가 강하거나 약할 때, 수극화를 당할 때, 사주에 목이 없을 때는 심장과 소장에 병이 생긴다.

토가 강하거나 약할 때, 목극토를 당할 때, 사주에 화가 없을 때는 비위병이 발생한다.

금이 강하거나 약할 때, 화극금을 당할 때, 사주에 토가 없을 때는 폐, 대장에 병이 생긴다.

수가 강하거나 약할 때, 토극수를 당할 때, 사주에 금이 없을 때는 신장과 방광에 병이 생긴다.

⁂ **사주에 금이 많거나 용신이 금이면, 침치료보다 탕제(약) 치료가 맞는다.**

⁂ **사주에 토가 지나치게 많아도 토생금이므로, 침보다는 약(탕제)치료가 좋다.**

3 간지의 신체 대비

(1) 천간(天干) 오장(五臟)

- 갑(甲) : 담과 머리, 수염, 머리카락
- 을(乙) : 간(肝)과 목덜미, 눈썹, 열손가락, 두발, 음모(陰毛)

  → 수생목이고, 수(腎)은 두발과 관련이 있으며, 甲乙 木은 최상부를 의미한다.
- 병(丙) : 소장(小腸)과 어깨
- 정(丁) : 심장(心臟) 가슴

  → 丙丁은 火로 상부를 의미한다.
- 무(戊) : 위(胃)와 갈비
- 기(己) : 비장(脾臟)과 배

  → 戊己 토는 肉과 중심부분을 의미한다.
- 경(庚) : 대장(大腸)과 배꼽
- 신(辛) : 폐(肺)와 다리

  → 庚辛은 金으로 하부를 의미한다.
- 임(壬) : 방광(膀胱) 경락 삼초(三焦) 정강이

- 계(癸) : 신장(腎臟)과 발

→ 壬癸 水는 최하부를 의미한다

(2) 지지(地支) 육부(六腑)

- 자(子) : 방광(膀胱), 음부(陰部), 요도(尿道), 귀, 생식기
- 축(丑) : 비장(脾臟), 위(胃), 좌측다리
- 인(寅) : 쓸개, 머리카락, 손, 넓적다리
- 묘(卯) : 간(肝), 좌측 갈비, 손가락
- 진(辰) : 가슴, 피부(皮膚), 좌측어깨
- 사(巳) : 얼굴, 인후(목구멍), 이빨, 항문(肛門), 양 어깨
- 오(午) : 정신력, 심장(心臟), 눈, 머리
- 미(未) : 위장(胃腸), 명치, 척추(등뼈), 양 어깨
- 신(申) : 폐(肺), 대장(大腸), 경락, 우측어깨
- 유(酉) : 소장(小腸), 정랑과 난소(卵巢) 코 인후 폐, 우측갈비
- 술(戌) : 명문(命門), 복숭아뼈, 자궁 발, 넓적다리
- 해(亥) : 머리, 고환(睾丸), 항문, 생식기, 다리

4 일주 질병론(사주첩경을 중심으로)

- 甲乙日生 : 금토가 강하면 금극목으로 肝(목)에 이상, 水가 강하면 脾胃가 약하다.
- 丙丁日生 : 목화가 강하거나, 수가 강하면 心(화)에 이상이 있거나 현기증이 일어난다.
- 戊己日生 : 남자가 목화가 약하거나 여자가 금수가 약하면, 몸이 약하다.
- 庚辛日生 : 화가 강하면 肺병이 우려되고, 금이 많으면 肝(목)이 약하다.
- 壬癸日生 : 화가 없으면 脾胃(토)나 肝(목)에 질병이 있다.

→ 丙丁庚辛일주가 중화를 이루지 못하면 고혈압을 조심해야 하고, 壬癸甲乙일주가 봄, 겨울에 태어나면 중풍을 조심해야 한다.

5 시주 체형론(사주첩경)

子午卯酉 시에 태어났으면 안면이 길쭉하고, 辰戌丑未 시에 태어났으면 얼굴이 동글동글하며, 寅申巳亥 시에 태어났으면 윤곽이 뚜렷하다.

6 적천수천미에 나온 질병들

(1) 정해 정미 을해 을묘 (남자)

	시	일	월	년
오행	토	목	화	화
	己	乙	丁	丁
운기	토	금	목	목

오행	목	수	토	수
	卯	亥	未	亥
운기	금	목	토	목

사주	2	2	2		2
	木	火	土	金	水
운기	4		2	2	

- 주로 목 2, 화 2, 토 2, 수 2로 되어 있는데, 운기로 보면 목 4, 토 2, 금 2로 수화가 목금을 만드는 태음인이다.
- 다즉병으로 후천적으로 강해지는 목(肝)이 압박을 받고, 수화가 쟁투하면서 목을 만들어내니, 화(心)토(脾胃)병이 우려된다.

(2) 병술 정미 을사 정해 (남자)

	시	일	월	년
오행	화	목	목	화
	丁	乙	乙	丙
운기	목	금	금	수

오행	수	화	토	토
	亥	巳	未	戌
운기	목	목	토	수

사주	2	3	2		1
	木	火	土	金	水
운기	3		1	2	2

- 사주로 목 2, 화 3, 토 2, 수 1로 되어 있는데, 운기로 보면 목 3, 토 1, 금 2, 수 2이니, 화토가 목금수를 만들어내는 태음인이다.
- 선천적으로 강했던 화토가 후천적으로 약해지니, 심장과 비위의 문제가 발생한다.

(3) 경인 기축 병자 을미 (남자)

- 사주로 목 2, 화 1, 토 3, 금 1, 수 1로 되어 있는데, 운기로는 화 2, 토 3, 금 2, 수 1이니, 목이 화금을 만드는 소음인이다.
- 후천적으로 목이 없어지니, 면역기능이 약하고 수생목으로 수(腎)가 목을 도와주려고 하다가 오히려 다치게 된다.

	시	일	월	년
오행	목	화	토	금
	乙	丙	己	庚
운기	금	수	토	금
오행	토	수	토	목
	未	子	丑	寅
운기	토	화	토	화

사주	2	1	3	1	1
	木	火	土	金	水
운기		2	3	2	1

(4) 정해 신해 신미 임진 (남자)

	시	일	월	년
오행	수	금	금	화
	壬	辛	辛	丁
운기	목	수	수	목
오행	토	토	수	수
	辰	未	亥	亥
운기	수	토	목	목

사주		1	2	2	3
	木	火	土	金	水
운기	4		1		3

- 사주로 화 1, 토 2, 금 2, 수 3로 되어 있는데, 운기로 목4, 토 1, 수 3 이니 화토금이 목을 만드는 태음인이다.
- 흐름에서 중간에 낀 水(신장)가 압박을 받는다.

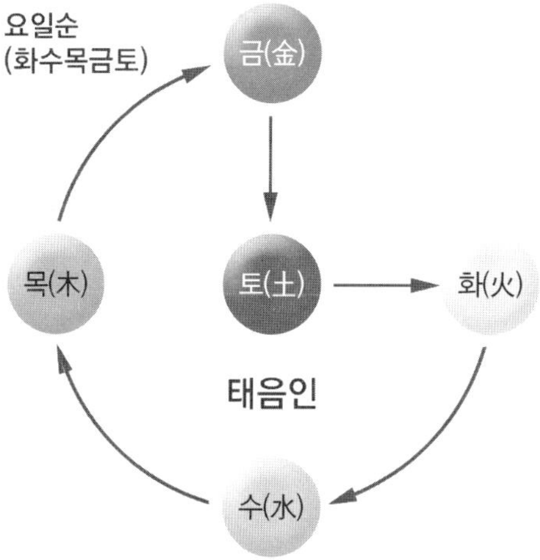

(5) 병신 을미 정미 경술 (남자)

	시	일	월	년
오행	금	화	목	화
	庚	丁	乙	丙
운기	금	목	금	수
오행	토	토	토	금
	戌	未	未	申
운기	수	토	토	화

사주	1	2	3	2	
	木	火	土	金	水
운기	1	1	2	2	2

- 사주로 목 1, 화2, 토 3, 금 2로 되어 있는데, 운기로는 목 1, 화 1, 토 2, 금 2, 수 2이니, 화토가 수를 만드는 태음인이다.

● 선천과 후천의 힘이 변함없는 금에게 금극목을 당하니, 목(肝)이 압박을 받아 정서적인 문제와 스트레스성 질환이 발생한다.

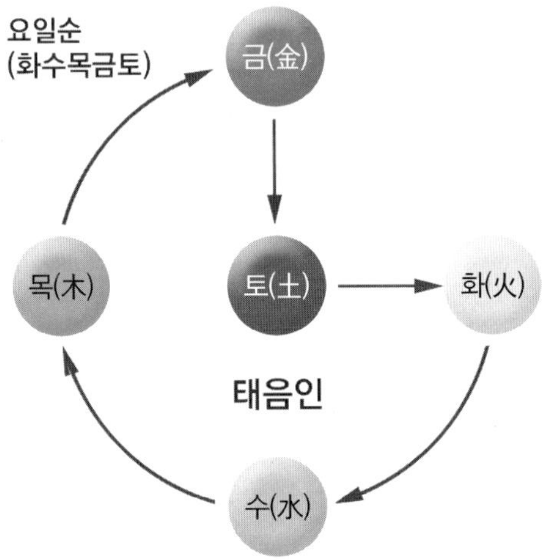

(6) 임인 정미 병신 갑오 (남자)

	시	일	월	년
오행	목	화	화	수
	甲	丙	丁	壬
운기	토	수	목	목
오행	화	금	토	목
	午	申	未	寅
운기	화	화	토	화

사주	2	3	1	1	1
	木	火	土	金	水
운기	2	3	2		1

- 사주로 목 2, 화 3, 토 1, 금 1, 수 1로 되어 있는데, 운기로는 목 2, 화 3, 토 2, 수 1이니, 금이 토를 만드는 소양인이다.
- 후천적으로 금이 약하니 肺에 문제가 발생하기 쉽다.

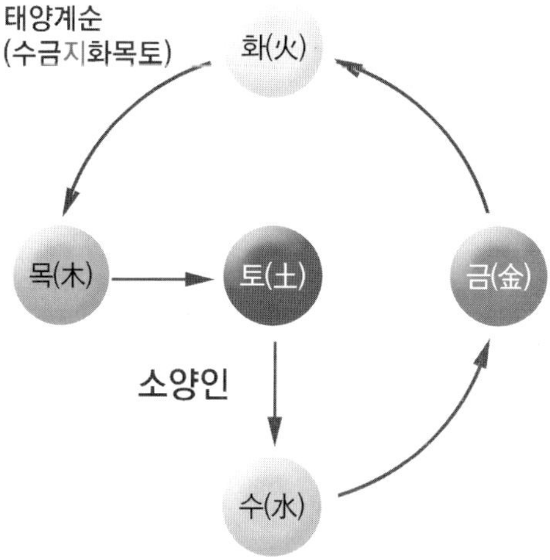

(7) 갑진 병인 병인 임진 (남자)

	시	일	월	년
오행	수	화	화	목
	壬	丙	丙	甲
운기	목	수	수	토
오행	토	목	목	토
	辰	寅	寅	辰
운기	수	화	화	수

사주	3	2	2		1
	木	火	土	金	水
운기	1	2	1		4

● 사주로 목 3, 화 2, 토 2, 수 1로 되어 있는데, 운기로는 목 1, 화 2, 토 1, 수 4이니, 목토가 수를 만드는 태양인이다.

● 선천적으로도 후천적으로도 금이 없으니 금대운에 肺를 조심해야 하고, 수목을 중재하는 토(脾胃)를 補해주어야 한다.

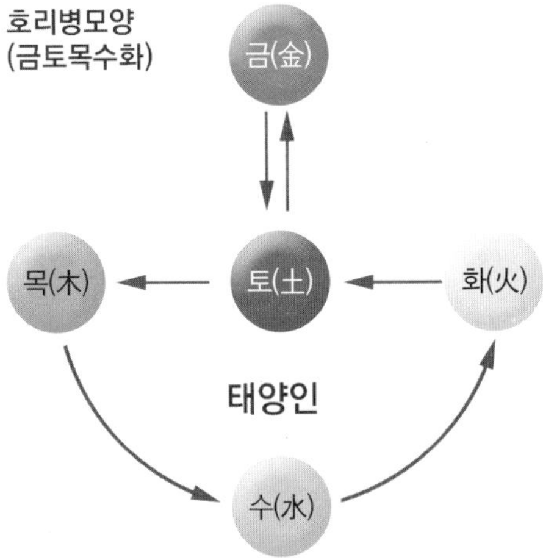

(8) 갑인 경오 무인 갑인 (남자)

● 사주로 목 5, 화 1, 토 1, 금 1로 되어 있는데, 운기로는 화 5, 토 2, 금 1이니, 목이 화토를 만드는 태음인이다.

● 화국이 강하니 중재하는 토수가 힘이 들어서, 당뇨나 腎 관련 질병, 소화기 계통에 이상이 발생한다.

	시	일	월	년
오행	목	토	금	목
	甲	戊	庚	甲
운기	토	화	금	토
오행	목	목	화	목
	寅	寅	午	寅
운기	화	화	화	화

	木	火	土	金	水
사주	5	1	1	1	
운기		5	2	1	

7 저자 실전 사례

(1) 병신 계사 계사 병진 (남자)

	시	일	월	년
오행	화	수	수	화
	丙	癸	癸	丙
운기	수	화	화	수
오행	토	화	화	금
	辰	巳	巳	申
운기	수	목	목	화

	木	火	土	金	水
사주		4	1	1	2
운기	2	3			3

- 사주로 화 4, 토 1, 금 1, 수 2로 되어 있는데, 운기로는 목 2, 화 3, 수 3이니, 화토금이 수목을 만드는 태음인(정신질환 남성)이다.
- 사주 원국의 년주와 같은 丙申대운이 올 때 甲子년에 발병해서, 丁酉대운 丁丑년에 원국 지지의 巳와 巳酉丑 합을 이루니 금극목으로 목(肝)이 다친다(肝(목)은 정서를 담당).

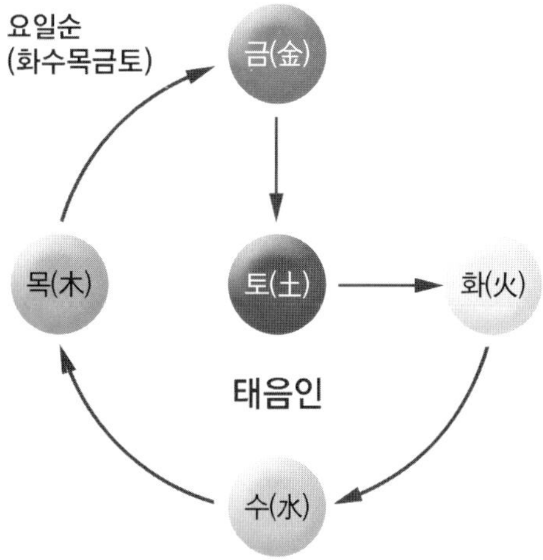

(2) 기해 계유 갑인 경오 (여성)

	시	일	월	년
오행	금	목	수	토
	庚	甲	癸	己
운기	금	토	화	토
오행	화	목	금	수
	午	寅	酉	亥
운기	화	화	금	목

사주	2	1	1	2	2
	木	火	土	金	水
운기	1	3	2	2	

- 사주로 목 2, 화 1, 토 1, 금 2, 수 2로 되어 있는데, 운기로는 목 1, 화 3, 토 2, 금 2이니, 수목이 화토를 만드는 태음인이다.

● 腎虛熱이 肝을 침범하고 후천적으로 약해지는 수목 중에 상대적으로 약한 목(肝)이 다침 → 갑상선은 肝경락으로 간(木) 기능이 약해지거나 항진되어서 발생한다.

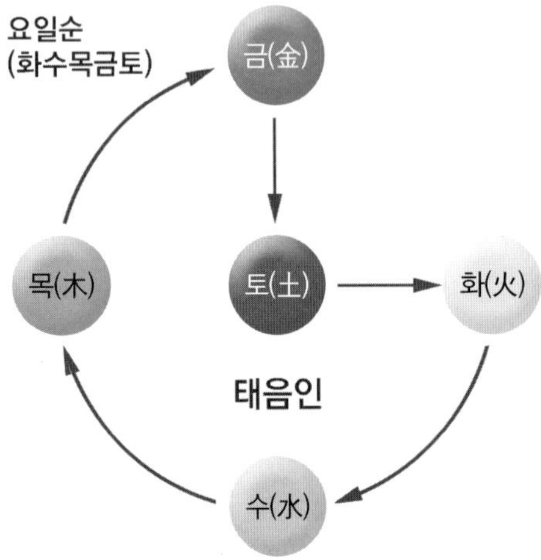

● 임상에서 선천적으로 간(목)이 강하면 신장(수)이 약하고, 선천적으로 신장(수)이 강하면 간(목)이 약하다.

● 水와 木의 妙한 관계, 火와 金의 妙한 사이에 대하여 오행상생과 오행상극은 누구나 알고 있지만, 임상적으로 보는 오행상생과 오행상극을 제기하려고 한다.

● 화생금, 금생화 – 金火交易

● 일부 사주에 화(心)가 강하면 금(肺)을 만들어 내고, 금(肺)이 강하면 화(心)를 만들어 낸다.

- 수극목, 목극수 – 木水同源 (한의학에서의 肝腎同源)
  - 사주에서 목(肝)이 강하면 수(腎)가 약하고, 수(腎)가 강하면 목(肝)이 약해진다.
- 질병론이나 특수한 경우에 기존의 오행상생과 상극보다 위의 2가지가 더 실전적이다.

(3) 계묘 계해 기묘 신미 (여자)

	시	일	월	년
오행	금	토	수	수
	辛	己	癸	癸
운기	수	토	화	화
오행	토	목	수	목
	未	卯	亥	卯
운기	토	금	목	금

	木	火	土	金	水
사주	2		2	1	3
운기	1	2	2	2	1

- 정묘대운 신사년 계사월에 사해충으로 자궁수술을 한 태음인이다.
- 사주로 목 2, 토 2, 금 1, 수 3이고, 운기로는 목 1, 화 2, 토 2, 금 2, 수 1이다.
- 태음인의 순환 흐름은 '수 →목 →금 →토 →화 →수'로 반복되는데, 수목이 화금을 만들면서 중간에 놓인 토가 압박을 받으므로 토(비위)의 문제가 다발하고, 견디다 못한 토(비위)가 토극수로 반발

하면서 자궁에 수술을 받게 된다.

(예제) 사해충으로 인한 질병

시	일	월	년
己	己	己	己
巳	未	巳	亥

- 정신질환에 대한 관점에서 소견을 말씀 드리려고 한다.
- 전에 12지지와 경락의 배합에서 밝힌 것과 같이 巳火는 心包(腦)요, 亥水는 肝이며, 경락으로 心包와 肝은 모두 궐음(厥陰)경락에 속하고 뇌(腦)로 들어가므로 서로 충돌하면 정신질환을 유발할 수 있다.
- 巳火와 亥水가 충돌해서 정신질환이 왔다고 볼 수 있다.
- 寅申沖은 담과 삼초의 문제로 腦에 문제를 일으킬 수 있고, 丑未刑은 방광과 비장의 문제로 자궁에 문제가 발생할 수 있다고 본다.

(4) 을미 계미 갑신 무진 - 사해충으로 인한 질병

- 49세 癸未년 2월 초 심장 대동맥 파열되어, 8일 (甲寅月 壬子日) 인공판막을 해 넣는 대수술을 받았고, 申辰 반합 水국이 선천적으로 약한 心(火)을 제어하면서, 심장병 수술 했다.

	시	일	월	년
오행	토	목	수	목
	戊	甲	癸	乙
운기	화	토	화	금
오행	토	금	토	토
	辰	申	未	未
운기	수	화	토	토

	木	火	土	金	水
사주	2		4	1	1
운기		3	3	1	1

- 甲寅월에 申寅 刑을 당한 것이 직접적인 원인이다. 사주로 木2, 土4개였다가 운기로 火3, 土3개로 변한다. 선천적으로 심장(火)이 약하다가 갑자기 과부하 걸리는 것으로 해석이 가능하며, 이런 경우에 비위가 心腎不交를 중재하느라 힘이 든다. 계미년에 土水가 심장에 가득찬 열을 식혀준 것이다. 心腎不交 : 심장과 신장(콩팥)의 기능이 불균형을 이뤄서 어느 한쪽이 강하거나 약해서 발생하며, 일반적으로 비위(土)의 중재로 치료한다.
- 사해충과 자오충이 원인과 결과가 모두 다르지만, 첫 번째로 토(비위)가 영향을 받고, 두번째로 목(간담)이 영향을 받는데, 지나치면 정서적인 문제(뇌질환)와 폐병까지 가게 된다. 한의학적인 관점에서 후천지본인 토(비위)가 가장 먼저 영향을 받게 된다는 의미이며, (체질적인)토의 강약에 따라 목(간담)병이나 수(신장, 방광)병이 발생하기도 한다.

(5) 갑자 신미 임인 무신 (여자)

	시	일	월	년
오행	토	수	금	목
	戊	壬	辛	甲
운기	화	목	수	토
오행	금	목	토	수
	申	寅	未	子
운기	화	화	토	화

	木	火	土	金	水
사주	2		2	2	2
운기	1	4	2		1

- 사주로 목 2, 토 2, 금 2, 수 2이면서 운기로는 목 1, 화 4, 토 2, 수 1인 생리통이 심한 목금수가 화를 만드는 태음인 여성이다.
- 이 사주에서 인신충과 편인 도식은 정서적인 문제로 불임 등을 유발할 수 있겠으나, 자궁 등의 직접적인 문제는 자미 원진으로 볼 수 있다.
- 인신충과 편인 도식은 간담에 직접적인 영향을 준다.
- 선천적으로 心(火)가 약했다가 후천적으로 지나치게 강해지면, 자미 원진과 인신충이 충돌하면서 水기가 고갈되어서 생식기의 이상이 오고 위장병을 달고 살며, 火기가 수시로 상승하니, 남자가 태음인이면 건강을 유지할 수 있겠지만, 만약에 태양인이면 유전적 요인도 있다고 본다.

- 신장 쪽 질환도 발생하지만, 인신충이 아닌 자미원진의 영향일 것이며 오운육기에서는 사상이 아닌 여러 가지 상을, 특히 육상을 이야기 한다고 생각한다.
- 군화는 心, 상화는 腦로 보는 의견(소수)이 있으며 인신충은 정서적인 문제와 심적갈등의 간접적 요인, 자오충은 심장질환이나 생식기계통 질환을 포함한 신체적 질병을 직접적으로 유발한다고 본다. 상부에서 집중적으로 발열하며, 비위(토)에 직접적인 부담을 안주면 상화, 몸 전체에 골고루 나타나며 토(비위)에 부담을 많이 주면 군화의 증상이다.

(6) 무신 갑인 임자 계묘 (여자)

	시	일	월	년
오행	수	수	목	토
	癸	壬	甲	戊
운기	화	목	토	화
오행	목	수	목	금
	卯	子	寅	申
운기	금	화	화	화

	木	火	土	金	水
사주	3		1	1	3
운기	1	5	1	1	

- 대운은 癸未년 당시에 庚戌대운(33세~42세)이었다. 木, 水가 火를 만들어 내는 태음인이다.

- 木은 甲목, 寅목, 卯목이 있고 水는 壬수와 癸수, 子수가 있다.
- 운기로 火를 만들어 낼 수 있는 것은 寅木과 癸水, 子水이다.
- 壬午년에 임신을 하지 못했다고 하니, 寅목은 제외한다.(寅午戌합 火국으로 寅申형을 극복할 수 있었을 것이므로)
- 戊癸합 火국을 이루는 癸未년에 임신을 했다면 癸수 용신일 테고, 그렇지 못하다면 子수 용으로 본다.
- 개인적으로 子수 용신으로 생각된다.
- 병술년에 임신이라고 본 이유는 이렇게 水가 강한 태음인은 土기로 제압하려 들거나, 木기로 수렴하는 것이 어렵다. 따라서 수화기제를 이루어야 하므로, 丙戌년 寅戌합으로 火국이 되면서, 동시에 水火旣濟가 되었다고 본다. 壬午년에도 火국은 되었으나 용신인 子수와 子午충이 되므로 임신이 어려웠다.
- 수화기제는 완성을 의미하는 것으로, 아픈 사람이 완쾌되는 것과 같으니, 불임 여성이 수화기제를 이루면 임신을 한다.

(7) 기해 임신 계미 무오 (여자)

- 사주로 화 1, 토 3, 금 1, 수 3이고 운기로는 목 2, 화 3, 토 2, 수 1이니 토금수가 목화 만드는 소양인(울화병 여성)이다.
- 선천적으로 비위(토)와 폐, 대장(금)이 점차 약해진다. 음기가 쇠약해지니, 화병(몸에 열이 많아지는 것)이 병의 원인이 될 듯하다.

복숭아와 거봉, 멜론, 수박 등을 자주 먹는 것이 좋을 것 같다.

	시	일	월	년
오행	토	수	수	토
	戊	癸	壬	己
운기	화	화	목	토
오행	화	토	금	수
	午	未	申	亥
운기	화	토	화	목

사주		1	3	1	3
	木	火	土	金	水
운기	2	4	2		1

(8) 신해 임지 계유 계해 (여자)

	시	일	월	년
오행	수	수	수	금
	癸	癸	壬	辛
운기	화	화	목	수
오행	수	금	토	수
	亥	酉	辰	亥
운기	목	금	수	목

사주			1	2	5
	木	火	土	金	水
운기	3	2		1	2

- 사주로 토 1, 금 2, 수 5이고 운기로는 목 3, 화 2, 금 1, 수 2이니 토 금수가 목화를 만드는 소양인(심장병 여성)이다.

- 선천적으로 약했던 목화가 후천적으로 강해지면서 압박을 받다가, 선천적으로 강한 水가 수극화로 결국에 화(心)가 다친다.

(9) 정사 정미 정해 무신 (여자)

	시	일	월	년
오행	토	화	화	화
	戊	丁	丁	丁
운기	화	목	목	목
오행	금	수	토	화
	申	亥	未	巳
운기	화	목	토	목

	木	火	土	金	水
사주		4	2	1	1
운기	5	2	1		

- 사주로 화 4, 토 2, 금 1, 수 1 이었다가 운기로는 목 5, 화 2, 토 1로 된다. 화, 토, 금, 수가 木을 만드는 형국으로 [자궁근종]이란 것을 모르는 상태에서 보면, 목(肝)에 문제가 있다고 판단하게 된다.
- 이런 경우엔 여러 가지 가능성이 있어서 체질을 찾기 어려운데, 태양인에 가깝다고 본다.
- 앞에서 필자가 언급했듯이 여자는 水(신장)가 남자는 火(심장)이 강해야 튼튼하다.
- 선천적으로(사주의 기운) 火의 기운이 너무 강하므로 金(폐)과 土(비위)가 水를 도와 주어야 하는데, 후천적으로(운기의 기운) 木이

지나치게 강해지므로, 오히려 토와 수가 힘들어지니, 金에게 도움을 청해야 한다. 그런데, 후천적으로 金과 水가 모두 사라지니 운이 모두 木에 뭉쳐 있다고 본다.

- 경술대운에 발병한 것은 2000년(庚辰), 2001년(辛巳)로 금생수 하려고 하나, 강한 木기의 빈발로 오히려 水기가 뭉쳐서 그렇다.

(10) 정해 임자 기사 정묘 (여자)

	시	일	월	년
오행	화	토	수	화
	丁	己	壬	丁
운기	목	토	목	목
오행	목	화	수	수
	卯	巳	子	亥
운기	금	목	하	목

	木	火	土	金	水
사주	1	3	1		3
운기	5	1	1	1	

- 사주로 목 1, 화 3, 토 1, 수 3이면서 운기로는 목 5, 화 1, 토 1, 금 1이니 화수가 목금을 만드는 태음인(췌장암 여성)이다.
- 수화병으로 목화통명 성립불가하며, 목극토 심화로 인한 췌장(토)에 병이 생길 수 있다.
- 수화병 : 卯목에게는 亥수와 더불어서 巳화도 함께 병이 된다.

- 목극토 : 어떤 영화를 보니까 사람을 고문할 때, 사람 배 위에 쥐를 올려놓고 쇠 그릇으로 덮은 후에 열을 가하면, 쥐가 발톱으로 산사람 배를 파고 들어간다. 마찬가지 힘들어진 卯가 己토안으로 숨어 들어가려고 하니 목극토가 심화된다.
- 대운과 세운으로 보아도 재생관이 심화된다고 볼 수 있다.

(11) 경술 갑신 임신 갑진 -『의명학』서적의 남자

	시	일	월	년
오행	목	수	목	금
	甲	壬	甲	庚
운기	토	목	토	금

	시	일	월	년
오행	토	금	금	토
	辰	申	申	戌
운기	수	화	화	수

	木	火	土	金	水
사주	2		2	3	1
운기	1	2	2	2	2

- 이 사람의 사주는 목 2, 토 2, 금 3, 수1 이고 운기로 보면, 목 1, 화 2, 토 2, 금1, 수 2이다.
- 木과 金이 火, 水를 만들어 내는 형상이며 화금교역이니, 용신은 申금으로 본다.
- 태음인으로 볼 수 있으며, 운동은 체질적으로 맞지 않다.

- 책에는 木 담이 金 폐의 극을 받아 인대가 끊어졌다고 되어 있다. 甲木이 두 개이나, 申金이란 든든한 뿌리를 둔 庚金과 항시 충돌하니 甲木은 언제나 시달린다.
- 갑목은 둘이고 지지인 신에 투간된 경금은 한 개이지만, 일반적으로 지지의 힘이 천간의 힘에 비해 더 강하다고 하니 甲木이 申金에게 시달린다고 볼 수 있다.(마치 아름드리나무가 수없이 반복되는 도끼질에 괴롭힘을 당하는 형상)
- 이처럼 金이 과다하면 뼈대가 굵고 힘도 좋다. 그러나 간, 담이 약하므로 힘줄이 약해서 쉽게 피로해진다.
- 간은 木이며, 근육이고, 金은 피부이다.
- 병술대운에 인대(木)의 손상을 입게 된 것은 丙火의 극을 강하게 받았기 때문이다.
- 병화의 힘을 申금이 버티다가 힘이 딸려서 甲목에게 도움을 요청했는데, 戌에 투간된 丙火가 申금을 통과해서 甲木을 쳐 버린 것이다.
- 이 사주에서 用神은 申金이다.
  '괴강사주는 인수를 용신으로 한다.' - 《사주첩경》
  壬水日干에게 인수인 申金이 用神이 된다.
  만약에 甲木이 용신이었다면, 발목인대 정도가 아니라 목숨이 위태로웠을 수 있다.

다섯 번째 쉼터 – '십이경락과 십이지'[1)]

금오 김홍경의 『동양의학혁명』을 보면, 십이경락과 열두 가지 동물을 연관지어 놓은 부분이 있다.

자(쥐) : 신장경	축(소) : 폐경	인(호랑이) : 담경
묘(토끼) : 대장경	진(용) : 방광경	사(뱀) : 심포경
오(말) : 심장경	미(양) : 비장경	신(원숭이) : 삼초경
유(닭) : 위장경	술(개) : 소장경	해(돼지) : 간경

금오 선생님의 책 안에는 주목할만한 내용이 있는데, 그 중 한가지가 현대질병의 90%를 소양, 궐음경만으로 치료할 수 있다는 것이다. 그것을 십이경락과 십이지를 연결해놓은 부분에서 찾아보면, 축인묘는 폐 · 담 · 대장경인데, 폐와 대장은 표리관계를 이루고, 담이 가운데에서 양쪽으로 영향을 미친다고 보면 된다.
간단히 말하면, 금에 속하는 병은 담경으로 치료할 수 있다. 그런데, 진사오와 술해자는 진오와 해자 표리관계가 성립하지 않다.
따라서, 진과 술에 해당하는 경락을 바꿔주면, 진사오(소장, 심포, 심장), 술해자(방광, 간, 신장)로 된다.
심포경이 소장과 심장에 영향을 미치고, 간경락이 신장과 방광에 영향을 준다는 것!

1) 2002년 3월 29일자 북경중의대 소식지 [목화토금수]에 게재된 필자의 원고이다.

〈수정한 십이지와 십이경락을 외우는 공식〉

- 축, 인, 묘 – 폐경, 담경, 대장경

(폐소공포증, 호랑이 만나면 담이 오그라든다, 범 없는 굴에 토끼가 대장)

- 진, 사, 오 – 소장경, 심포경, 심경

(용이 사는 연못, 심뽀나쁜 뱀, 심장이 마구간에서 뛴다.)

- 미, 신, 유 – 비경, 삼초경, 위경

(비위약한 양, 초치고 다니는 원숭이, 닭의 위)

- 술, 해, 자 – 방광경, 간경, 신경

(개방–무협지에 나오는 방파, 돼지간, 콩쥐 팥쥐)

부록

1. 간단하게 보는 8체질론

2. 팔괘침법과 지장간

3. 25가지 처방문

1 간단하게 보는 8체질론

이 글은 권도원 박사님의《8체질론》과 설영상님의《사상체질 바르게 압시다》 등을 인용하면서, 필자의 생각을 덧붙여서 설명하였다.

1. 8체질

(1) 금양체질 – 채식이 어울리는 체질

폐가 강하고 간이 약한 체질로 술이 잘 안 받는다. 이 경우에 아토피성 피부병이나 코가 자주 막히는 사람, 알레르기성 질환이 자주 발생하는데 채식을 하면 건강하고 고기를 많이 먹으면 오히려 병이 날 수 있다.

육식 후에 몸이 더 괴로워지는 것은 체질적으로 간기능이 약하기 때문이니, 채식을 주로 하고 허리를 펴고 서 있는 시간을 많이 갖는 것이 건강의 비결이다. 여덟 가지 체질 중 독창성이 뛰어난 반면에 비현실적이고 비사교적이다.

그러므로 창의력이 요구되고 혼자만의 시간을 가질 수 있는 의사, 작

곡가, 종교인, 발명가 등이 적성에 맞는다. 술을 마신다면 간을 보호하는 성분을 지닌 포도주가 좋으며 독한 술은 피한다.

폐가 크기 때문에 노래방에서 실력 발휘를 잘하는 스타일이고, 음주 후 사우나는 아주 나쁘며 모과차를 마시거나 조개국을 먹으면 좋다.

해로운 것 육류종류와 기름, 커피, 차류, 인공조미료, 가공음료수, 술, 밀가루, 수수, 고추, 바늘, 버섯, 설탕, 무, 율무, 당근, 도라지, 검정포도, 밤, 사과, 수박,은행, 계란노란자, 녹용, 인삼, 모든 약물, 비타민 A, B, C, 영지버섯, 금니, 아트로핀 주사, 술과 담배

유익한 것 조개 종류와 쌀, 모밀, 보리, 팥, 계란 흰자, 쑥, 오이, 배추, 양배추, 기타 푸른 채소, 고사리, 게, 새우, 굴, 젓갈, 기타 대부분의 생선, 코코아, 초콜릿, 복숭아, 바나나, 파인애플, 딸기, 포도당 주사, 심호흡 운동은 내뱉는 숨을 길게.

▶ 금양체질은 사상의학의 태음인과 비슷하지만, 고기보다 야채를 주로 먹는등의 식습관이 좀 다르다.

(2) 금음체질 – 폐활량이 좋은 체질

대장이 강하고 쓸개가 약한 체질로 희귀한 병이 많은 체질이다. 역시 육식보다는 채식이 좋은데, 금음체질이 육식을 하면 파킨슨병이나 치매 등 소뇌가 줄어드는 병이 생긴다.

창의력이 뛰어나 예술적으로 성공한 사람과 개혁가나 정치가도 있는

데, 튼튼한 심장과 폐활량을 가지고 있어, 육상에 소질이 있다면 세계적인 마라톤 선수가 될 가능성도 크다.

다른 체질보다 뼈대가 굵고 대장이 있는 아랫배가 커서 술꾼이 있을 수도 있다. 술 먹고 화를 내면 간 기능에 영향을 주어서 안 좋으며, 술은 포도주나 오가피술이 좋고 고기 안주는 피하는게 좋다.

육식을 과하게 하거나 화내는 일이 잦으면 근육 무력증이 생길 수 있고, 만일 이런 병이 생기거든 바로 육식, 화내는 것, 약 쓰는 것을 끊어야 한다. 금양체질과 마찬가지로 일광욕과 지나치게 땀을 내는 것은 좋지 않다.

- **해로운 것** 모든 육식이나 기름, 인공 조미료, 밀가루, 수수, 콩, 우유, 설탕, 율무, 복숭아, 수박, 밤, 잣, 은행, 도라지, 연근, 무, 당근, 마늘, 굴, 녹용, 장어, 금니, 비타민 A, D, E, 모든 약물, 영지 버섯, 술과 담배
- **유익한 것** 모밀, 쌀, 모든 조개, 모든 생선, 모든 채소, 김, 젓갈, 포도, 앵두, 겨자, 후추, 코코아, 포도당 주사, 심호흡 운동은 내뱉는 숨을 길게

▶ 금음체질은 사상의학의 태음인과 성격이 유사하다.

(3) 수양체질 – 꼼꼼하고 완벽주의적인 체질

대표적인 증상은 변비로 신장이 강하고 췌장이 약한 체질로 사흘이

지나고 닷새가 지나도 화장실에 가고 싶지 않고, 좀처럼 설사를 하지 않는다.
치밀하고 꼼꼼한 성격으로 완벽주의자들이 많다. 수양체질 중에 미남미녀들이 많고, 번거로운 것을 싫어하고 내향적인 성향이 강하며, 지나친 조심성으로 남의 말을 받아들이지 못한다.
또 지나치게 오래 생각하는 경향이 있어 투기성이 강한 사업을 하기에는 부적합하다.
의심이 많고 현실주의적이라 한의학 같은 것에는 별 취미가 없고, 서양의학을 선호하는 경향이 있다. 사무직, 법률직, 서비스업이 적성에 맞는다.
수양체질은 속이 냉한 체질이라 비교적 독한 술이 어울리는데, 독한 술의 열기가 찬 위를 덥게 하기 때문이며, 따라서 위를 따뜻하게 하는 인삼주나 찹쌀로 빚은 술이 좋다.
맥주는 열을 식히기 때문에 설사를 일으키기도 하고 소화력을 떨어뜨린다. 과음 후에 사우나를 하면 기운이 빠지므로 경계해야 한다.
이 체질이 봄과 여름보다 가을과 겨울에 더 건강한 것은 체질적으로 땀을 많이 흘리면 안 되도록 되어 있기 때문이므로, 냉수욕이나 냉수마찰을 즐기는 것이 땀을 방지하는 유일한 건강법이다.

- **해로운 것** 보리, 팥, 오이, 돼지고기, 계란 흰자, 생굴, 게, 새우, 감, 참외, 바나나, 맥주, 얼음 비타민 E, 수은

유익한 것 찹쌀, 현미, 감자, 옥수수, 미역, 김, 닭고기, 염소고기, 노루고기, 소고기, 참기름, 상치, 무, 파, 생강, 마늘, 겨자, 후추, 계피, 카레, 토마토, 귤, 오렌지, 사과, 망고, 복숭아, 벌꿀, 인삼, 컴프리, 비타민 B군, 밝은 색깔

▶ 수양체질은 사상의학의 소음인과 비슷하지만, 성격은 양적인 기질이 강하다.

(4) 수음체질 – 속이 차갑고, 적게 먹는 것이 어울리는 체질

수음체질은 방광이 강하고 위장이 약해 위하수증에 걸리기 쉬운 체질이다. 위를 작게 타고나 폭식을 한다든지 과식을 계속하면, 위가 무력해지고 밑으로 처져버리는데 위만 건강하면 큰 병에 걸리지 않는다.

성격은 조용하고 침착한 편으로 술을 마실 때도 역시 위(胃)를 고려해야 한다. 술에 얼음을 넣어 차게 마시면 좋지 않고, 안주로는 참외나 오이를 피하도록 한다.

반면에 방광은 강해 술을 먹어도 오랫동안 소변을 보지 않는 경향이 있다. 과음 후에는 꿀차나 인삼차가 좋고, 땀을 내면 기운이 빠지므로 사우나는 피한다. 몸이 안 좋을 때 술을 먹으면 술기운에 불안과 공상으로 이끌려 들어가므로 주의한다.

이 체질은 소화와 깊은 관계를 가지고 있으며, 냉한 음식을 먹으면 위가 더욱 냉각되어 건강을 해치고 불안과 공상이 생기게 된다. 항상 더운 음식을 섭취하고, 과식을 피하는게 좋다.

해로운 것 차가운 음식, 보리, 팥, 오이, 돼지고기, 계란 흰자, 생굴, 조개, 새우, 게, 참외, 바나나, 맥주, 얼음, 비타민 E, 딸기, 수은, 담배, 사우나탕

유익한 것 찹쌀, 현미, 감자, 옥수수, 눌은밥, 시금치, 무, 닭고기, 염소고기, 노루고기, 참기름, 파, 생강, 마늘, 겨자, 후추, 계피, 카레, 토마토, 사과, 귤, 망고, 벌꿀, 인삼, 비타민 E군, 밝은 색깔, 산성 음료수

▶ 수음체질은 사상의학의 소음인과 유사한 성격을 가진다.

(5) 목양체질 – 배포가 큰 육식이 어울리는 체질

목양체질은 간이 강하고 폐가 약한 체질로 뚱뚱한 사람들이 많다. 폐가 작아 말을 많이 하면 금방 피곤해지며, 성격상 토론을 할 때는 가만히 앉아 있다가 제일 나중에 한마디 한다.

환경에 적응하려는 편이고 창의성이 적으며, 계획적이기 보다는 투기적인 경향이 강하다. 인정이 많아 남의 잘못을 쉽게 용서하는 여유가 있고, 탁상공론보다는 툭 터진 넓은 곳에서 적극적으로 활동하기를 좋아한다.

개인적인 환경, 학문, 여건에 따라 예외의 경우도 있지만 모험적인 투자사업이나 기계공학 등의 직업이 맞고 정치가가 되어도 좋다.

목양체질은 간이 강하기 때문에 음식도 많이 먹고 주량 또한 센 사람들이 많다. 간의 기능이 항진되어 있어 술을 먹으면 지방간이 가장 잘

생기는 체질이기도 한다.

이 체질의 사람은 포도주를 먹으면 안 좋은데, 생선과 곁들여 먹는 포도주는 더욱 나쁘다. 과음 후에는 사우나에 가서 땀을 흘리면 좋고 칡즙을 마시는 것도 좋다.

칡술, 더덕술, 마늘술이 목양체질에게는 약술이다. 육식이 맞는 체질이므로 채식이 아무리 좋다고 해도 절대 거들떠보지 말아야 한다.

건강할 때는 귀찮을 정도로 땀이 나고 쇠약할 때는 되려 땀이 없으며, 땀만 흘리면 몸이 가벼워지는 것은 체질적으로 땀이 나야 하기 때문이다. 항상 온수욕을 즐기는 것이 좋은 건강법이 될 것이며 말을 적게 하고 술을 끊어야 한다.

- **해로운 것** 조개류와 푸른 채소, 술, 게, 새우, 낙지, 오징어, 배추, 코코아, 초콜릿, 모과차, 포도당 주사, 수영, 모밀, 푸른색의 벽지
- **유익한 것** 육식, 쌀, 콩, 밀가루, 수수, 두부, 무, 당근, 도라지, 연근, 우유, 커피, 장어, 미꾸라지, 마늘, 배, 사과, 수박, 호두, 잣, 밤, 버섯, 설탕, 비타민 A, D, 알칼리성 음료수, 심호흡 운동은 들여 마시기를 길게

▶ 목양체질은 사상의학의 태양인과 비슷하지만,성격은 음적인 기질이 있다.

(6) 목음체질 – 감수성 예민한 전문가 스타일의 체질

목음체질은 쓸개가 강하고 대장이 약한 체질이다. 약해보이지만 위를 포함해서 건강에는 별 영향이 없다.

선천적으로 대장이 무력하여 몸이 냉하고 우울하며 항상 신경이 날카로운 스타일이다. 감수성도 예민하고 성격이 조급하여 불면증에 시달리기도 하고 설사를 하기도 한다. 그러므로 다른사람과 감정대립이 잦은 직업을 피하도록 한다.

외향적이면서 봉사심도 있어 교육계나 기계공학 쪽의 직업과도 잘 어울린다. 감수성이 예민한 목음체질은 술을 먹으면 쉽게 감정이 한쪽으로 치우쳐 알코올 중독에 빠지기도 하므로 주의해야 한다.

목양체질과 마찬가지로 간이 강한 체질이므로 포도주는 좋지 않다.

소고기 안주가 좋고 특히 마늘로 담근 술이 몸에 좋다. 과음 후에는 사우나를 하도록 한다.항상 아랫배에 복대를 하는 것이 좋은 건강법이다.

● **해로운 것** 조개류, 술, 모밀, 고등어, 게, 새우, 오징어, 배추, 망고, 초콜릿, 인삼, 포도당 주사, 푸른색의 벽지

● **유익한 것** 육식, 살, 콩, 밀가루, 수수, 두부, 장어, 미꾸라지, 우유, 호박, 무, 도라지, 연근, 밤, 배, 잣, 호두, 은행, 수박, 율무, 버섯, 설탕, 마늘, 비타민 A, B, D, 녹용, 스쿠알렌, 심호흡 운동은 들여 마시기를 길게

▶ 목음체질은 사상의학의 태양인과 유사하다.

(7) 토양체질 – 호기심 많고 감각이 뛰어난 체질

토양체질은 췌장이 강하고 신장이 약한 체질로 성격이 급하며, 호기심도 많고, 사교성도 강하고, 봉사정신도 강한 편인데 뒷마무리가 약한 것이 문제다. 활동적으로 돌아 다니는 직업을 선택하는 것이 좋다. 뛰어난 감각과 활동성을 지니고 있어 외교관이나 수사관 중에 토양체질이 많고, 특별히 시각적 감각이 발달하여 미술가의 70퍼센트가 이 체질에 해당된다. 찹쌀로 빚은 술과 인삼주 역시 열을 내게 하므로 안 좋고, 소주도 역시 나쁜데 해를 줄이기 위해서는 오이를 넣어 먹는 것이 좋으며, 안주로는 돼지고기나 굴이 좋다.

술을 많이 먹거나 산해진미를 많이 먹으면, 당뇨병이 생기는 체질이므로 주의해야 한다.

항상 여유 있는 마음으로 서둘지 않는 것이 가장 좋은 건강법이고, 저혈압은 당신이 건강한 상태이며 술과 냉수욕은 해가 많다.

- **해로운 것** 찹쌀, 현미, 감자, 파, 미역, 닭고기, 염소고기, 노루고기, 개고기, 후추, 겨자, 계피, 카레, 생강, 참기름, 사과, 귤, 오렌지주스, 인삼, 벌꿀, 비타민 B군, 망고, 소화효소제, 스트렙토마이신, 붉은색의 방꾸밈.
- **유익한 것** 쌀, 보리, 밀가루, 콩, 팥, 배추, 무, 오이, 당근, 배, 쇠고기, 돼지고기, 장어, 계란, 생굴, 새우, 게, 마늘, 감, 참외, 수박, 바나나, 비타민 E, 구기자차, 영지버섯

▶ 토양체질은 사상의학의 소양인과 유사하지만, 기질이 소극적이다.

(8) 토음체질 – 약에 민감한 특이성 체질

위장이 강하고 방광이 약한 체질로 우리나라에서는 귀한 체질이다. 임상에서도 일 년에 한 번 만날까 말까 할 정도로 숫자가 적다.

페닐실린을 맞으면 10만 명 중 한명이 쇼크를 일으키는데, 그 사람들이 토음체질이다.

당신은 약의 부작용이 생기기 쉬운 체질이므로 항상 주의를 요하며, 음식은 기름진 것보다는 신성하고 시원한 것이 좋다. 술과 냉수욕을 피한다.

해로운 것 감자, 미역, 닭고기, 염소고기, 개고기, 노루고기, 후추, 겨자, 계피, 카레, 파, 생강, 사과, 귤, 오렌지, 망고, 인삼, 벌꿀, 비타민 B군, 페니실린, 녹용, 담배

유익한 것 쌀, 보리, 팥, 배추, 양배추, 오이, 쇠고기, 돼지고기, 게, 복요리, 생굴, 새우, 감, 배, 참외, 파인애플, 포도, 딸기, 바나나, 얼음, 초콜릿, 비타민 E

▶ 토음체질은 사상의학의 소양인과 체형은 유사하지만, 성격과 에너지의 흐름이 많이 다르다.

쉼터 – '제정일치 & 제정분리'

태초에 동물들과도 언어가 통하던 시기에 임금님과 제사장은 한 사람이었다고 한다. 어느 순간부터 그것이 분리되기 시작했다.

아마도 ~ 정통성이 누구에게 있느냐?

임금님의 혈통이 고구려 초기처럼 형제상속이냐?

고구려 후기처럼 부자상속이냐?의 문제이다.

제사장그룹은 정치에 관여하는 세력 ~

민간을 중시해서 의료분야로 나뉘어진 세력 ~

정치와 의료를 벗어나서 점쟁이로서의 본분에 충실하는 세력 ~

3가지 이상으로 나누어졌다.

- 정치에 관여한 세력에 대해선 많은 뒷이야기가 있는데, 신라의 김유신으로 환생한 고구려 점성가 이야기, 총명했던 백제의 의자왕을 무너뜨린 고구려 승려 이야기와 고구려 연개소문의 아들 남생을 거짓으로 모함해서 고구려를 몰락하게 만든 신라의 점쟁이 노파 이야기 등이 전해진다.

쉼터 – '1900년의 전설'

몇년 전에 보았던 영화이다. 원작은 프랑스인가, 유럽 영화라는 이야기도 있는데, 주인공이 1900년생 아이이다.

내용은 미국으로 향하는 유람선이 있는데, 미국에 도착한 날 그 배에서 일하는 청소부가 피아노 위에 놓여있는 아기를 발견하게 된다. 누군가가 놓고 내린 것이다. 배의 청소부가 아이를 기르게 되는데, 1900년 새해에 발견된 아이라고 해서 이름을 '1900'이라고 짓게 된다.

아이가 5살이 되던 해에 우연히 피아노 연주를 듣더니, 그 연주보다 더 멋진 연주를 스스로 하게 되었다. 그래서 그 때부터 그 배에서 피아노 연주자가 된다.

세월이 흘러 그 아이가 20여세가 되던 폭풍우 부는 날, 피아노 연주를 하면서 유일한 친구가 되는 섹스폰 연주자가 함께 하게 된다. 그 아이는 피아노만 연주하는 것이 아니라, 그 배 안에 손님들의 성격이나 분위기를 알게 된다.

배안의 흐름을 읽어내는 재주가 있는것이다.

섹스폰 연주자 친구의 조언으로 배에서 내려 육지로 가려던 그는, 결국! 배에서 내리지 못한다. 육지가 너무나 거대한 피아노 건반으로 보인 것이다. 그리고 나중에 20여년이 더 흘러서, 노후된 배를 폭파하게 되는데, 그 아이(1900년)도 배와 운명을 함께 한다.

중간에 미국 대표 재즈연주자와의 피아노 대결이 볼만 하다.

2 팔괘침법과 지장간

맥을 효로 바꾸어서 치료하는 침법을 '팔괘침법'이라고 한다.

(1) 맥을 괘로 바꾼다

촌(가장 아래 효), 관(중간 효), 척(가장 위 효) – 하나의 괘가 된다.

(2) 괘에 따라 八脈交會穴을 자침한다

건괘 – 公孫, 곤괘 – 照海, 진괘 – 外關, 손괘 – 足臨泣

감괘 – 申脈, 이괘 – 列缺, 간괘 – 內關, 태괘 – 后溪

(3) 보조혈자리

머리부분등의 두통엔 列缺, 얼굴부위의 질병엔 合谷, 어깨가 아플때는 曲池, 양다리가 아플때는 肩井, 복부나 배 부위의 통증엔 足三里, 허리와 등부위의 통증은 委中, 그리고 原穴을 함께 자침하면 효과가 좋아진다.

(4) 남자는 왼손, 여자는 오른손의 맥을 本으로 보고, 반대편은 標로 본다.

성격이 활달한 여자와 조용한 남자는 반대로 본다.

(左는 양성적인 의미, 右는 음성적인 의미로 해석)

자침시에 남녀구별없이 왼손과 오른발이 양이 된다.

(5) 팔괘침법은 급성병에 효과가 좋으며, 만성병일 경우엔 괘의 변화를 살펴봐야 한다.

〈팔맥교회혈〉

(1) 내관, 공손 – 심장병, 위장병에 사용

(2) 외관, 족임읍 – 견갑통, 복부위 통증, 눈 바깥 부분 통증...

(3) 후계, 신맥 – (2)번과 비슷.......

(4) 열결, 조해 – 폐병에 사용

** 이상은 일반론인데, 필자의 경험으로 보면,

(1)번은 심장병, 위장병 ~ [오행중에 화, 토]

(2)번은 간담병(담결석등등) ~ [오행중의 목]

(3)번은 신장병 ~ [오행중의 수]

(4)번은 폐병에 사용이 가능할 듯 한다 ! [오행중의 금]

〈팔맥교회혈과 기경팔맥〉

(1) 공손 – 충맥

(2) 조해 – 음교맥

(3) 외관 – 양유맥

(4) 족임읍 – 대맥

(5) 신맥 – 양교맥

(6) 열결 – 임맥

(7) 내관 – 음유맥

(8) 후계 – 독맥

팔맥교회혈은 기경팔맥과 연결되는 혈자리로, 12경락의 흐름을 조절하는 스위치 역할을 한다고 보면 될 듯하다.

** 위를 근거로 교과서에 나온 기존의 조합의 의미는...

(1) 내관 + 공손 : 음유맥과 충맥으로 내부에서 혈의 흐름을 조절하여 주고,

(2) 외관 + 족임읍 : 양유맥과 대맥으로 간 기능을 강화시키며,

(3) 후계 + 신맥 : 독맥과 양교맥으로 신장의 양기를 보충하여 주고,

(4) 열결 + 조해 : 임맥과 음교맥으로 수액대사를 활용해서 기를 움직여 준다고 본다.

@ 환자의 치료에 기본적으로 팔맥교회혈 중에서 2개를 우선으로 자침한 후에, 상황에 따라서 팔회혈이나 원혈만을 1,2개 정도 더 자침한다. 팔맥교회혈은 12경락을 조율하는 스위치라고 생각한다. 팔맥교회혈의 4가지 조합 (내관과 공손)(외관과 족임읍)(조해와 열결)(신맥과 후계)외에 다른 조합이 가능하고 그것을 치료에 응용하는 것이 좋을 듯하다.

@ 열병환자(감기로 인한 고열이나 열로인한 피부 가려움증)에게 內關과 列缺의 신조합으로 효과를 보았다.

〈12지지의 지장간〉

子 丑 寅 卯 辰 巳 午 未 申 酉 戌 亥

壬癸I癸辛己I戊丙甲I甲乙I乙癸戊I戊庚丙I丙己丁I丁乙己I戊壬庚I庚辛I辛丁戊I戊甲壬 지장간이다.

순서를 약간 바꾸어서 ~

戌亥子 / 丑寅卯 / 辰巳午 / 未申酉로 지장간을 보면, 어떨까?

丑토와 未토가 조절하는 것이 아니라, 子수와 午화가 조율한다고 본다.

자오류주(子午流注)라고도 한다.

자오류주에서 축토, 미토, 오화, 유금만 사주와 운기의 오행이 변하지 않는 이유는 축(丑)은 남북을 조절하고, 오(午)는 암중으로 자수와 함께 남북을 조율하는 역할을 하며 미(未)토는 동서를 조절하고, 유(酉)

는 암중으로 묘목과 함께 동서를 담당한다.

〈육합의 침치료 응용〉

(1) 寅申巳亥 ~

=〉寅亥합 - 사주로 인해는 목수, 운기론 화목이며,

=〉巳申합 - 사주로 사신은 화금, 운기론 목화이다.

(2) 子午卯酉 ~

*. 子丑합 - 사주로 자축은 수토, 운기론 화토이며,

*. 午未합 - 사주로 오미는 화토, 운기로도 화토이고,

*. 卯戌합 - 사주로 묘술은 목토, 운기론 금수이며,

*. 酉辰합 - 사주로 유진은 금토, 운기론 금수이다.

** 육합은 방향합으로 서로 끌어 당기는 자석과도 같고, 침치료에 응용하면, 자오류주로 인 일주에는 해의 경락(간경락)을 자침한다.

*** 자오묘유는 운기로 목이 제외되어 있으므로, 질병의 발생시엔 인(담)신(삼초)사(심포)해(간)의 경락을 자침해 주어서 보한다.

쉼터 – '탄생석'

1월의 탄생석인 가르넷(GARNET)은 석류석이라고도 하는데, 라틴

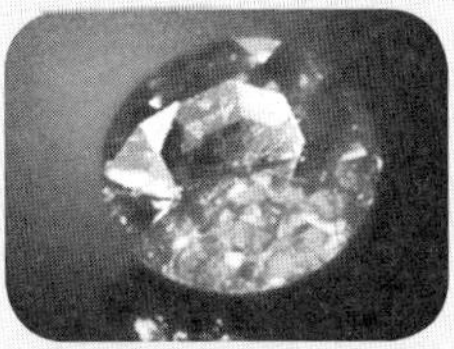

어에서 유래된 말로 붉은 석류를 의미한다. 지구의 여신이었다는 가이아가 새끼손가락에 꼈었다는 전설의 반지로 우애와 진실, 권력을 상징한다.

2월의 탄생석인 자수정(AMETHYST)은 에메르시스트라고 불리는

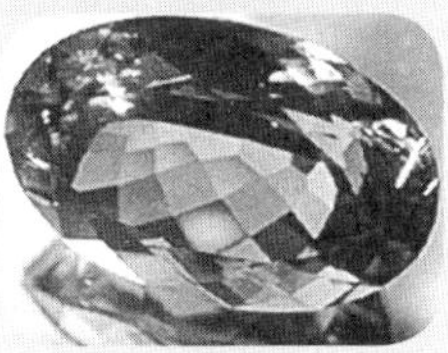

데, 제우스가 사랑했던 림프의 요정에게 본인의 왕관에서 뺀 보랏빛 보석을 주었다는 신화가 있으며, 성실과 평화를 상징한다.

3월의 탄생석은 아쿠아마린(AQUAMARINE) 남주석이라고도 한

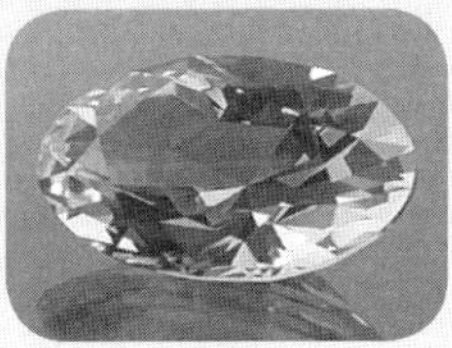

다. 라틴어에서 아쿠아(aqua)는 물, 마리나(marina)는 바다를 의미하며, 바다의 신 포세이돈이 차고 다니던 목걸이에서 떨어진 조각이 그 유래라고 한다. 용감, 총명, 침착을 상징한다.

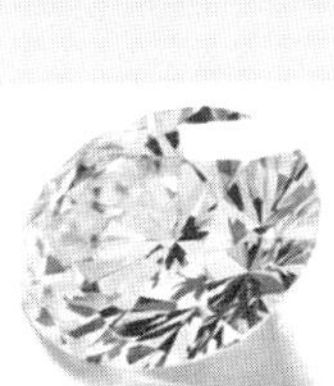

4월의 탄생석인 다이아(DIAMOND)는 단단해서 금강석이라고도 하며, 인도에서 처음 사용되기 시작하여, 중앙아시아를 거쳐 로

마 시대에 유럽에 수입되어 귀중한 보석이 되었는데, 영원한 사랑과 행복을 상징한다.

5월의 탄생석인 에메랄드(EMERALD)는 취옥이라고도 하며, 콜롬비아, 인도, 티벳 같은 산맥지역, 남아프리카 등이 주요 산지이고, 지혜의 여신 아테네와 미의 여신 아프로디테가 좋아했다고 알려져 있으며, 최초의 에메랄드는 온도에 따라 빛깔이 변하기도 했다. 행복과 행운을 상징한다.

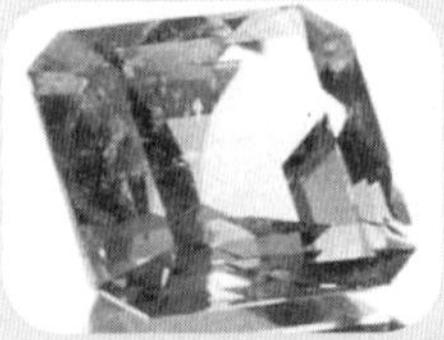

6월의 탄생석인 진주(PEARL)의 어원은 라틴어의 piruna, pirula에서 온 것으로, 권위와 건강을 상징한다. 트로이의 전쟁을 유발한 루비와 더불어서 여자의 보석으로 일컬어지며, 이것으로 인해서 권력암투나 경쟁이 치열하였으므로 많은 희생이 수반되어서 눈물의 상징이라고도 부르게 되었다.

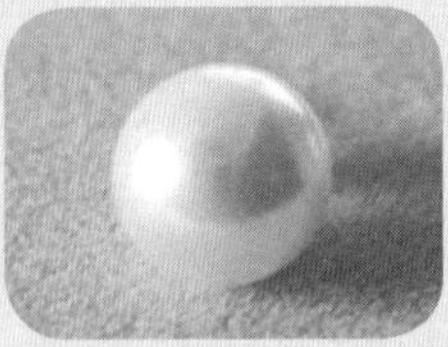

7월의 탄생석인 루비(RUBY)는 투명한 적색의 홍옥으로, 희귀해서 '보석의 황제'로 불리는데, 열정과 인내, 황제의 위엄을 상징한다.

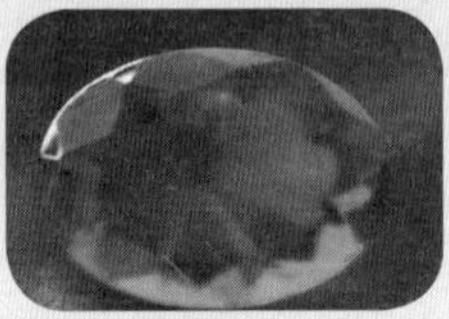

8월의 탄생석인 페리도트(PERIDOT)는 황금빛 초록색의 투명한 보석이다. 헤르메스와 헤라클래스가 좋아했다는 보석으로, 가족애와 지혜를 상징한다.

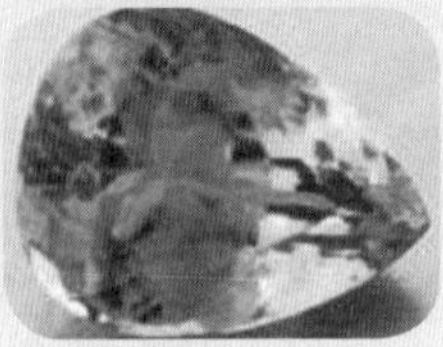

9월의 탄생석인 사파이어(SAPPHIRUS)는 파란색으로 라틴어에서 유래하였으며, 가을의 보석, 영혼의 보석으로 일컬어지며, 지니고 다니면 행운이 온다고 한다. 아테네 여신이 좋아했다는 이것은 진리와 지혜, 희망을 상징한다.

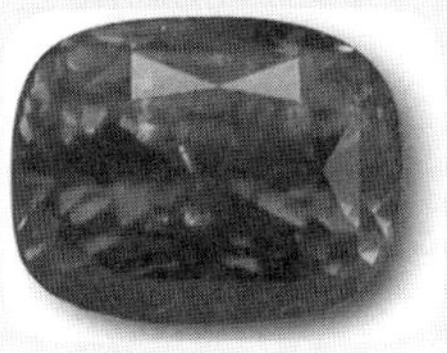

10월의 탄생석인 오팔(OPAL)은 하얀빛깔이며, 염소자리에서 떨어져 나왔다는 전설이 있고, 진실한 사랑과 정조를 상징한다.

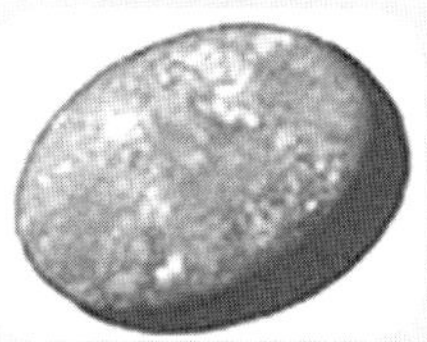

11월의 탄생석인 토파즈(TOPAZ)는 태양의 신인 아폴로가 손에 끼었던 반지라는 전설이 있으며, 우정과 결백, 행복을 상징한다.

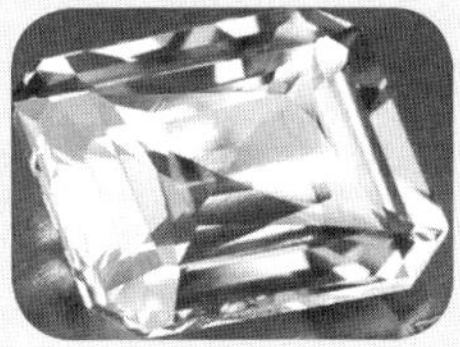

12월의 탄생석인 터키석은 프랑스의 '토키의 돌'이라는 뜻에서 유래되었다고 하며, 성공과 번영, 불굴의 승리를 상징한다.

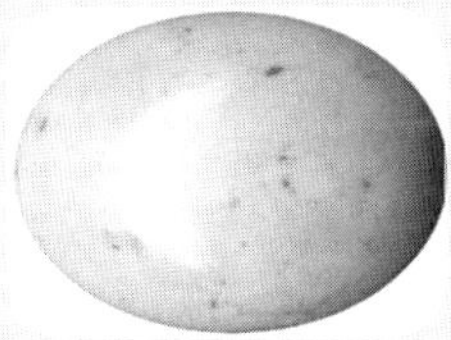

3 25가지 처방문

처방문은 임의대로 사용하지 말고, 한의사와 상담한다.

여기에 나오는 처방문 중 1~20까지는 중국에서 사용되는 『방제학: 처방문의 제목』에서 인용한 것이고, 그 외의 실전처방문은 필자가 임상한 것 중 효과가 뛰어난 것을 첨부한 것이다.

약재 뒤의 숫자는 그램(g).

(1) 보중익기탕(補中益氣湯)

- **재료** 황기 20, 인삼 10, 당귀 10, 백출 10, 진피 6, 승마 3, 시호 3, 감초 5
- **증상** 발열, 기관지염, 백혈병, 설사, 위하수체, 사지무력증, 眩暈(현훈: 어지럼증)
- **효과** 脾胃(비위)를 補(보호)하면서 상승시키는 작용 + 肺(폐)와 肝(간)의 불균형을 조율해 줌

(2) 소시호탕(小柴胡湯)

재료 시호 12, 황금 9, 반하 9, 생강 9, 인삼 6, 감초 5, 대추 5조각

증상 自汗(땀이 흐름)과 도한, 이질, 인후염, 이명, 골수염, 정중, 구역질, 변비, 현훈, 조루, 뇌수막염, 水腫(수종), 월경불순, 중이염, 비염

효과 腎(신장)을 補하면서 하강하는 작용 + 心(심장)과 肺(폐)의 안정을 도모

(3) 혈부축어탕(血府逐於湯)

재료 당귀 12, 도인 12, 생지황 10, 홍화 10, 지실 6, 길경 6, 적작약 10, 시호 10, 천궁 9, 우슬 9, 감초 5

증상 편두통, 삼차신경통, 梅核氣(매핵기), 현훈, 안면마비, 失眠(수면장애), 방광염, 조루, 心虛汗(심장의 음기가 허해서 땀이 남), 고혈압, 肝硬化(간경화), 腦膜血腫(뇌막혈종)

효과 肝氣鬱結(간기울결)을 풀어주면서 肝腎陰虛(간과 신장의 음기가 허함)를 補해준다.

(4) 온담탕(溫膽湯)

재료 진피 9, 반하 6, 죽여 6, 지실 6, 복령 5, 감초 3

증상 두통, 현훈, 매핵기, 실면, 경화, 고혈압腦病(뇌병), 위통, 간결석, 폐렴, 冠心病(관심병), 황달, 불임

효과 膽(담)을 따스하게 해주면서 心肺陽虛(심장과 폐의 양기가 허함)를 補해줌

(5) 鼻炎 처방문

재료 황금 15, 세신 3, 창이자 9, 천궁 10, 지실 10, 신이 10, 길경 10, 전충 10, 백지 10, 시호 6, 치자 6, 감초 10

(1) 열증일 때 – 연교 10, 포공영 10, 야국화 10 첨가

(2) 습증일 때 – 토복령 10, 창출 15, 율무 30 첨가

(3) 담증일 때 – 목단피 15, 적작약 15, 삼칠 10, 도인 10, 홍화 10 첨가

(4) 풍한감기일 때 – 방풍 10, 세신 10 첨가

(5) 간담습열일 때 – 용담초 15, 치자 15, 시호 10 첨가

(6) 위기허 – 방풍 10, 계지 10, 백작약 10 첨가

(6) 비신쌍보탕(脾腎兩補湯)

재료 황기 9, 익모초 6, 토사자 6, 하수오 6, 당삼 6, 백출 6, 당귀 6, 숙지황 6, 산약 6, 산수유 6, 원지 4, 오미자 4, 단삼 4, 맥아 4, 구기자 4, 생강과 대추 5조각

효과 비위와 신장을 동시에 강하게 하여준다.

(7) 가미귀비탕(加未歸脾湯)

- **재료** 당귀 10, 용안육 10, 산자인 10, 원지 10, 인삼 10, 황기 10, 백출 10, 백복령 10, 통초 5, 산치자 10, 시호 5, 감초 3
- **증상** 肝脾不和(간과 비장의 불균형)로 인한 월경불순, 心脾兩虛(심장과 비위가 허함)의 부인병

(8) 조경종옥탕(調經種玉湯)

- **재료** 숙지황 6, 향부자 6, 당귀신 4, 오수유 4, 천궁 4, 官桂 (관계) 2, 맥아 2, 백작약 3, 백복령 3, 진피 3, 천초 3, 목단피 3, 마른생강 3
- **증상** 불임 여성, 공복에 복용함

(9) 이중환(理中丸)

- **재료** 인삼 6, 백출 9, 마른생강 5, 감초 5
- **증상** 中焦寒虛(중추한허), 陽虛(양허) 失血(실혈), 소아경기를 치료, 補氣健脾(보기건비)

(10) 사역산(四逆散)

- **재료** 작약 9, 시호 6, 지실 6, 감초 5
- **증상** 사기의 침범을 막고, 간을 소통시키며, 비위를 보호해 준다.

(11) 사역탕(四逆湯)

재료 부자 6, 마른생강 5, 감초 5

증상 기가 역류하는 것을 막아주며, 少陰病(소음병) 치료

(12) 불수산(佛手散)

재료 당귀 24, 천궁 16 – 당귀 : 천궁 = 6 : 4

증상 거의 다 달였을 때 정종과 익모초를 10g 정도 넣고 복용한다.

효과 해산달이 임박해서 복용하면 좋고, 氣虛(기허)일 때는 人蔘(인삼)을, 血虛(혈허)면 鹿용(녹용)을 첨가한다.

(13) 오령산(五苓散)

재료 저령 9, 택사 15, 백출 9, 복령 9, 계지 6

증상 外感表症(외감표증)과 內停水濕(안에 정체된 습으로 인한 병)에 사용

효과 水腫(수종)과 泄瀉(설사), 痰陰(담음)

(14) 옥병풍산(玉屛風散)

재료 황기 30, 방풍 30, 백출 60

증상 기를 더해주고, 갈무리하며, 땀을 멈춘다.

– 氣虛(기허) 감기 처방

(15) 오매환(烏梅丸)

- **재료** 오매 15, 세신 3, 마른생강 6, 황련 6, 당귀 12, 부자 5, 천초 5, 계지 6, 인삼 15, 황백 12
- **증상** 두통, 담도회충, 장경색, 아랫배통증, 당뇨, 폐렴이나 천식, 위완통, 설사, 남성불임, 자궁출혈
- **효과** 脾腎陰虛(비위와 신장의 음기가 허함)를 補하고, 肺(폐)를 따스하게 해줌

(16) 오수유탕(茣茱萸湯)

- **재료** 오수유 20, 인삼 15, 마른생강 10, 대추 6조각
- **증상** 寒症(한증) 구토

(17) 영계출감탕(苓桂朮甘湯)

- **재료** 복령 12, 백출 6, 계지 9, 감초 6
- **증상** 心腎不交(심신불교)로 인한 수면장애에 사용

(18) 신기환(腎氣丸)

- **재료** 마른지황 24, 산약 12, 산수유 12, 택사 9, 복령 9, 목단피 9 (육미지황), 계지 3, 부자 3 첨가

증상 肝腎(간과 신장)의 氣(陰陽)를 補해 준다.

(19) 용담사간탕(龍膽瀉肝湯)

재료 용담초 6, 당귀 3, 생지황 3, 황금 3, 치자 3, 택사 6, 통초 3, 차전자 3, 시호 6, 감초 3

증상 뇌막염, 百日咳(백일해), 고혈압, 腎炎(신장결석), 담결석, 汗症(땀이 많이 남), 두통, 浮腫(부종), 불임, 중이염

효과 肝腎陰(간과 신장의 음기)을 補해주고, 心腎不交를 조율함.

(20) 천왕보신단(天王補神丹)

재료 생지황 60, 인삼 8, 단삼 8, 원삼 8, 백복령 8, 오미자 8, 원지 8, 길경 8, 당귀신 30, 천문동 30, 맥문동 30, 백자인 30, 산자인 30

증상 心腎不交(심신불교)로 인한 수면장애에 사용

효과 여성의 경우에 당귀나 녹용, 치자 등을 첨가하면 효과가 더 좋다.

(21) 도행향의탕(桃杏香薏湯 : 도인, 행인, 향부자, 의이인) – 실전 처방문

재료 향부자 12, 도인 8, 행인 8, 목단피 8, 생지황 6, 당귀 6, 백작 6, 천궁 6, 황백 6, 창출 6, 우슬 6, 의이인 6, 토사자 3, 연자육 3

효과 난소 기능 강화 작용

(22) 홍경천 · 시호탕 – 실전 처방문

재료 홍경천 30, 시호 12, 반하 6, 황금 6, 황련 6, 어성초 6, 내복자 6, 복령 6, 진피 8, 치자 8, 용담초 8, 감초 3, 생강과 대추 약간

효과 감기 처방문으로 쓴다.

(23) 둥글레. 시호탕 – 실전 처방문

재료 둥글레 30, 시호 12, 반하, 황금, 황련, 금은화, 야국화, 용안육 7.5, 진피 5, 치자 5, 백개자 5, 연자육 5, 마황 2.5, 감초 2.5, 생강과 대추

증상 감기 처방문으로 쓴다.

(24) 총명탕(聰明湯)

재료 복신, 원지, 석창포–이상 각 8, 감초 6, 생강 12

* 눈과 귀를 맑게 해준다는 처방으로 수험생이 먹으면 머리가 좋아진다는 말도 있는데, 위의 기본 약재 3가지에 체질별로 가감을 하여 준다.

(25) 알레르기 치료방

재료 박하, 진피, 생강, 소엽 – 이상 각 10g

첨부-456 방제

방제 중에서 기(气)를 조절하는 사군자(四君子)탕과 육군자(六君子)탕이 있고, 혈을 조절하는 사물(四物)탕과 오물(五物)탕이 있다. 그런데 왜 오군자탕과 육물탕은 없을까?

오군자가 없는 이유는 오령산(五苓散)으로 대체할 수 있기 때문이고, 육물탕이 없는 것은 육미지황탕(六味地黃湯)이 있기 때문이다.

군자탕은 기를 조절하는 것이니 양에 해당하고, 사물탕은 혈을 보충하는 것이니 음에 해당한다. 기와 혈은 음과 양을 기본으로 하기 때문에 더 근본적인 처방을 하려면, 일관전(一貫煎)과 이진탕(二陳湯)을 가감하면 된다.

맺음말

1996년 9월 13일 중국에 유학을 가게 되었고, 다음해인 97년에 중의대 신배에세 사상체질에 대해 듣고 흥미를 가졌으며, 사상의학은 체형과 성정을 중심으로 체질을 판단하는데, 필자는 거기에 순환구조를 덧붙이고 인체의 몸안에 있는 6개의 경락과 연결 지어서 이 책에서 6상체질이 존재할 수 있다는 것을 제시한다.

필자의 생각에 타고난 체질이 존재하지만, 살아가면서 체질은 마치 물과도 같이 흐른다고 생각한다. 사상의학은 일반적으로 체형으로 판단한다고 알려져 있지만, 그 원리는 크게 2개의 맥락으로 구성되어 있는데, 태양인과 태음인은 금(肺)과 목(肝)의 관계이므로 면역성을 의미하며, 소양인과 소음인은 토(脾胃)와 수(腎臟)의 상관성, 즉 선천지본(腎臟)과 후천지본(脾胃)간에 강약 관계이다.

운기학(運氣學)을 한의학적으로 처방에 이용하는 것은 오래전부터 있어 왔지만, 사주와 운기를 서로 조화시켜서 그것으로 체질을 판단하는 것은 2002년부터 필자가 처음으로 시도한 것이다.

이 책이 나오기까지 동기를 부여해준 침술과 주역을 공부하였던 증조할아버지, 중의대 졸업 직전에 하늘나라로 여행을 떠난 외할머니, 물심양면으로 지원해 주신 부모님에게 감사드린다.

참 고 문 헌

1. 『황제내경. 소문』 중국의 인민위생출판사.

2. 『황제내경. 영추』 중국의 인민위생출판사.

3. 『신묘한 8대명방』 중국의 인민위생출판사, 송내광.

4. 『오운육기학해설』 법인문화사, 옮긴이 김은하 · 권영규.

5. 『의명학』 이너북, 정경대.

6. 『사상체질 바르게 압시다』 태웅출판사, 설영상.

7. 『8체질 건강법』 고려원미디어, 배철환한의사 · 김영태한의사.

8. 『체질을 압시다』 빛과 소금, 권도원.

9. 『사주첩경』 이석영.

10. 『적천수천미』 명문당, 원저자 임철초, 저자 김동규.

11. 『삼명통회』 명문당, 박일우.

12. 『동양의학혁명』 신농백초, 금오 김홍경.

13. 『한비자』 한길사, 원저자 중국의 한비.

14. 『중국사』 지경사, 김은빈.

15. 『보석이야기』 문학사상사, 저자 문휘수.

16. 『전우치』 산수야 , 저자 권오단

저자 약력

진 풍
(震風)

저자는 대원외고와 경희대 한방재료가공학과(농학)를 거쳐서
2005년에 베이징 중의대를 졸업하였으며
1988년부터 주역과 사주를 시작으로
2002년에는 타로와 관상 등을 공부하였고
현재 침술과 주역 강의를 하고 있다.

이제마 따라잡기

2013년 1월 20일 초판1쇄 인쇄
2013년 1월 25일 초판1쇄 발행

저 자 정 관 호
펴낸이 임 순 재
펴낸곳 **한올출판사**
등록 제11-403호
121 - 849

주 소 서울시 마포구 성산동 133-3 한올빌딩 3층
전 화 (02) 376-4298 (대표)
팩 스 (02) 302-8073
홈페이지 www.hanol.co.kr
e-메 일 hanol@hanol.co.kr

정 가 15,000원

■ ISBN 978 - 89 - 98636 - 00 - 5